Maternidad consciente

Maternidad consciente

Todo lo que necesitas saber para sobrevivir a los primeros dos años de crianza

Laia Casadevall

VERGARA

Penguin
Random House
Grupo Editorial

Primera edición: enero de 2024

Printed in Spain – Impreso en España

ISBN: 978-84-19820-12-9
Depósito legal: B-19.423-2023

Compuesto en Llibresimes, S. L.

Impreso en Romanyà Valls, S. A.
Capellades (Barcelona)

VE 2 0 1 2 9

Dedico este libro a mis dos hijos, mis grandes maestros.
También a mi abuela, a mis padres y a mi pareja,
por haber sido apoyo y sostén en mis maternidades

Índice

1

Introducción

Si tienes este libro en tus manos, es probable que hayas emprendido el viaje de la maternidad o estés a punto de hacerlo. Y menudo viaje, sí. La maternidad es pura revolución. ¿Por qué nadie te contó todo lo que ibas a vivir? ¿Por qué la maternidad sigue siendo el gran tabú? A la sociedad occidental le interesa que produzcamos hijos, pero invisibiliza, menosprecia y silencia nuestras experiencias. Nos instan a tener criaturas, pero desean que volvamos al sistema productivo y capitalista rápidamente y sin hacer ruido. Que tengamos hijos sin que se note. ¿Cuál es el precio de todo esto? ¿Qué pasa con las madres que no queremos pasar de puntillas sobre una de las vivencias más trascendentales de nuestra vida? ¿Qué ocurre con nuestra salud mental? La crianza precoz es efímera. Si la ponemos en contexto, es un periodo tan corto que vale la pena poder elegir libremente cómo queremos vivirla. Sin embargo, en demasiadas ocasiones elegir es un privilegio, y ese es el precio que pagamos las madres en esta sociedad. Nos venden que podemos con todo, que la imagen de la mujer perfecta es la de la madre con superpoderes que puede criar a sus niños con respeto, presencia y amor y, a la vez, producir dentro y fuera del hogar. La famosa conciliación. Qué imagen tan tóxica, cuánta exigencia para nosotras y cuánta culpa cuando no alcanzamos este ideal imposible de la madre perfecta. No, no podemos con todo, y está bien así. La palabra «renuncia» está demasiadas veces implícita en la maternidad.

Este libro ha llegado, precisamente, después de muchas peticiones de madres como tú. El objetivo es relatarte la maternidad desde un lugar sincero y amable, una maternidad real, sin tabús y sin culpas, para que conozcas lo que puede pasar, lo que puedes sentir, lo que vas a vivir (o no). Pretendo darte herramientas y compartir contigo las experiencias de tantas madres a las que he acompañado a lo largo de mi carrera. Mi intención es dar voz a nuestras vivencias para que cuando alguna mujer se sienta sola o perdida pueda recurrir a estas páginas y comprobar que todas hemos pasado por lo mismo, porque las madres solo buscamos esto: sentirnos acompañadas, comprendidas, apoyadas y menos solas en el camino de la maternidad y la crianza. Necesitamos, a veces, que alguien nos recuerde que es importante escuchar más hacia dentro y menos hacia fuera, que las respuestas suelen estar en nosotras y en nuestros bebés. Necesitamos menos directrices y más sentir, necesitamos conectar con el instinto y la intuición de los que en demasiadas ocasiones intentan desconectarnos.

La maternidad no es fácil y acaso resulte abrumadora en algún momento. Pero también es maravillosa, increíble y transformadora. La maternidad es expansión y aprendizaje. A veces solo verás oscuridad, pero recuerda que el sol sale cada día. Y, sobre todo, debes saber que compartir con otras mujeres el mismo momento vital que estás atravesando puede salvarte. Vivir la maternidad sola es demasiado duro; necesitamos la tribu y el amor de otras personas para sostenernos y aligerar nuestras crianzas, y libros escritos por y para nosotras, esto es, información, ciencia y conciencia para vivir una crianza en paz contigo misma. Libros que describan una maternidad que respete nuestras necesidades y las de nuestras criaturas, libros con los que contar cuando precisemos el apoyo y la experiencia de otras madres para que reconforten nuestra alma.

Así ha nacido este manuscrito. Para acompañarte a lo largo de este maravilloso camino desde la información, la consciencia y el amor, y con el anhelo de que algún día todas las maternidades puedan vivirse con respeto, libertad y coherencia.

Puedo decirte en primera persona que esto es posible.

He vivido dos maternidades plenas, informadas y libres gracias a haber acompañado antes a tantas madres que me mostraron el camino y gracias a las mujeres que me han rodeado y sostenido siempre. He podido elegir desde el privilegio, pero no he podido evitar renuncias, ya que esta es nuestra realidad. Maternar[1] en nuestra sociedad implica hoy, por desgracia, elegir. Ojalá algún día el sistema nos permita elegir cómo deseamos maternar, sin castigos, sin penalizaciones y sin culpas.

Este libro es por todas nosotras. Independientemente de las decisiones que tomes y del camino que elijas, la maternidad te transformará. Te acercará a otras madres y te convertirá en una mujer más empática y más sorora. Aunque nos quieran convertir en rivales, la maternidad nos empodera y nos une más que cualquier otra experiencia.

Este libro es para que ni una mujer más se sienta sola.

1. Utilizo el término «maternar» y sus derivados a lo largo de todo el libro. No lo incluyen los diccionarios; sin embargo, recoge plenamente el significado de ser madre.

2

El puerperio inmediato

2.1 Nacer como madre

Todos los cursos de preparación a la maternidad ponen el foco en el parto, pero donde realmente aterrizamos sin paracaídas es en el puerperio. Pocas veces nos hemos informado o preparado para lo que viene después del parto. Aquí es donde realmente empieza la gran revolución de nuestra vida.

Primeras veces

Verle por primera vez, mirarle a los ojos, reconocerle. Tenerle en brazos, piel con piel. Tocarle, sentirle, acariciarle. Besarle, oler su dulce y familiar olor. Susurrarle al oído palabras bonitas de bienvenida, descubrirle milímetro a milímetro. Enamorarte. Sentir la oxitocina y el amor que te brota por cada poro. Escuchar su llanto, su voz. Poder calmarle y ofrecerle el pecho por primera vez. Protegerle y acunarle. Conocerle y amarle incondicionalmente para siempre.

Pero ¿y si no me enamoro a primera vista?

Existe el mito extendido de que cuando nuestra criatura nace debemos sentir de inmediato un amor absoluto hacia ella. Esto, que nos han hecho creer que es lo normal, puede no ocurrir muchas veces, es más común de lo que piensas. No eres peor madre por no sentir ese supuesto flechazo.

Durante el parto fisiológico, la oxitocina y las endorfinas corren por nuestro torrente sanguíneo; son hormonas que ayudan a facilitar el vínculo. El problema es que, hoy en día, demasiados partos son intervenidos, lo que puede condicionar el baile hormonal. Hablo de cesárea, partos programados por inducción, partos acelerados con oxitocina, partos traumáticos, cesáreas de emergencia, partos donde no nos hemos sentido tratadas con dignidad y respeto, partos en los que experimentamos violencia obstétrica, separaciones innecesarias...

Son muchos los factores que pueden influir en el primer encuentro con nuestra criatura. No es culpa nuestra y no nos hará ningún favor culparnos por no haber sentido lo que supuestamente debíamos sentir. Todo sentimiento es lícito, no hay buenos o malos sentimientos, solo emociones diferentes.

No te juzgues, no seas dura contigo misma ni con otras mujeres. La sororidad entre todas nosotras es clave. Insisto: no sentir un vínculo inmediato es habitual y eso no te convierte en peor madre. Acabas de vivir una experiencia trascendental en tu vida, es lógico que necesites tiempo para reajustar todas esas emociones. Si este es tu caso, te recomiendo piel con piel infinito, miradas eternas, conversaciones con tu bebé, lactancia materna y brazos sin miedo. Huele a tu criatura, cierra los ojos y siéntete cerca de ella. Aunque no la sientas del todo tuya, es parte de ti, y, a pesar de que te cueste creerlo, poco a poco te enamorarás de este pequeño ser.

Cuando nace un bebé, también nace una madre. Al principio te sientes vulnerable, incomprendida, sola y con los brazos ocupados con una criatura que no entiende la vida sin ti. No hay tregua para que puedas dormir, comer o ir al baño. Tus hormonas te juegan malas pasadas y tienes las emociones a flor de piel. De pronto, surge de dentro de ti un instinto protector que jamás habías experimentado. No te reconoces, no soportas que se acerquen a tu cría, pero necesitas que te miren, y nadie te ve porque parece que todos los ojos son para este pequeño ser incansable de tus pechos rebosantes. No te imaginabas que de esto trataba el posparto, incluso llegaste a pensar que a ti no te afectaría de esta manera. Pero el posparto nos remueve a todas, sin excepción. Nos muestra que hay pocas cosas en la vida más importantes que nuestro bienestar y el de nuestra criatura; todo lo demás sobra y molesta.

El posparto nos enfrenta a nuestro yo más mamífero. Nos exige adentrarnos en nosotras mismas, estar en cuerpo y alma en el presente, y priorizar lo esencial. Es un periodo de risas y llantos, felicidad y tristeza. Y debemos abrazar cada una de estas emociones, ya que intentar huir de ellas nos sumirá en la culpa y el dolor. El posparto requiere paz y amor, comprensión y empatía, ayuda y sostén. Tú eres el foco, olvídate de lo demás. Has renacido como madre, y esto precisa tiempo, aprendizaje y escucha para reencontrarte con tu nuevo yo y conocer mejor a tu pequeño. No te exijas, no te presiones, no te fuerces ni te compares. Escucha tus necesidades y acompáñalas, déjate cuidar para que puedas cuidar de tu bebé. Esto es lo que toca ahora, lo que tu cuerpo te pide, a lo que tu instinto te llama.

No luches contra lo que te está pasando. Entrégate a esta revolución.

Diez consejos prácticos para el posparto inmediato

1. Recupérate físicamente. Descansa mucho, aliméntate bien y déjate cuidar.
2. El bebé y tú constituís un binomio inseparable. No luches contra ello, entrégate a esta maravillosa locura.
3. Dar la teta puede parecer fácil, pero muchas veces requiere ayuda y aprendizaje. Ten cerca el contacto de una matrona experta para que te eche una mano cuando lo necesites.
4. Las horas y los días pasan y piensas que no puedes hacer nada. Pero lo estás haciendo todo. Te estás entregando a lo único importante ahora: tu bebé y tú.
5. Tu pareja, si la hay, debería hacerse cargo de las tareas del hogar, de la comida y de los hermanos, si los hubiera. Tú te estás recuperando de un parto, estás luchando para mantener una lactancia y tienes un ser dependiente y pegado a tu cuerpo todo el día.
6. Disfruta del piel con piel, del contacto, de las miradas, de las caricias, de sus pequeños ruidos salvajes. No hay momento más mamífero en la vida que el parto y el posparto inmediato.
7. Date permiso para llorar si lo necesitas y para expresar todas las emociones que produce la montaña rusa de hormonas que experimentamos en esta etapa.
8. Recibe únicamente a las personas a las que deseas ver. El posparto es un momento vulnerable. Las visitas de cortesía pueden esperar.

9. Busca tribu y comparte con mujeres que estén viviendo el mismo momento vital. El acompañamiento y la sororidad nos salvan.
10. No te exijas nada. Cada mujer, cada bebé y cada proceso tienen sus ritmos. Todas somos diferentes, y los tiempos para asimilar los cambios y lo que supone convertirnos en madres también lo son.

2.2 Qué nos pasa a nivel físico durante la cuarentena

Tu criatura ha nacido y tu cuerpo ha experimentado importantes cambios en un periodo muy pequeño. Necesitas tiempo para que todo se vuelva a reajustar a nivel físico.

La cuarentena es un espacio de tiempo que cada cultura reserva a su manera para preservar el descanso de la mujer que acaba de dar a luz. Sin embargo, no solo tiene como objetivo que el cuerpo de la madre se recupere, también es una muestra de respeto hacia el recién nacido, que necesita adaptarse a su nuevo medio de forma suave, paulatina y armoniosa. Son seis semanas que deberían ser de tranquilidad, paz, descanso y buenos alimentos.

Los términos «cuarentena» y «posparto» no significan lo mismo. Por cuarentena entendemos el primer mes y medio de recuperación inmediata. El posparto puede durar mucho más, especialmente cuando nos referimos al posparto emocional y a la fusión que experimentan la madre y la criatura durante este periodo y que termina alrededor de los dos años después del parto.

Los entuertos

Después del parto, el útero debe volver a su tamaño original. Para conseguir la involución del útero, el cuerpo segrega altas dosis de oxitocina que ayudan a contraer este órgano. Esas contracciones molestas que se sienten después del parto y que duran unos días son los famosos entuertos.

Los entuertos son necesarios y buenos. Cuando el útero se contrae bien, el riesgo de hemorragia posparto disminuye. Para que haya muchas contracciones y el útero recupere su tamaño cuanto antes, nuestro cuerpo debe generar mucha oxitocina, la hormona del amor, cuya producción aumenta cuando amamantamos a nuestras crías. Por este motivo, la lactancia materna es una gran aliada para reducir el riesgo de hemorragia posparto y acelerar la recuperación física.

También producimos oxitocina cuando hacemos piel con piel con nuestro bebé, cuando le olemos y besamos. La naturaleza lo tiene todo pensado. Instintivamente, necesitamos estar cuerpo con cuerpo con nuestra criatura para producir mucha oxitocina, reducir el riesgo de hemorragia gracias a las contracciones que produce y favorecer el vínculo con el bebé.

La evidencia científica nos muestra que en caso de separación de la madre y el bebé se aumentan las probabilidades de hemorragia, precisamente porque la madre experimenta altas dosis de adrenalina en sangre, y la adrenalina es antagonista de la oxitocina.

Los entuertos molestan, sobre todo en las primeras cuarenta y ocho horas después del parto. Su intensidad es menor con el primer bebé, aumenta en el segundo parto y todavía más con cada nuevo embarazo, pues el útero necesita más fuerza para contraerse. También requiere más fuerza con embarazos múltiples, cesáreas o partos medicalizados con oxitocina sintética.

Para el dolor podemos tomar infusiones de hierbaluisa o analgésicos compatibles con la lactancia materna. El descanso es clave, y que nos cuiden, aún más.

Después del parto, haya sido vaginal o por cesárea, pueden quedar cicatrices. Es importante mantener las heridas limpias y secas, así como estar atentas ante cualquier signo de infección: enrojecimiento de la zona, dolor, supuración purulenta, mal olor o fiebre.

Después del parto, la madre experimenta sangrados, los loquios. Durante los primeros días son abundantes y muy rojos, e incluso podemos ver coágulos. Después, se vuelven rosados y evolucionan hacia el amarillo y, por último, hacia el blanco. El sangrado rojo puede parar y volver en cualquier momento durante la cuarentena. El olor de los loquios es bastante característico. Sería motivo de alarma si en algún momento percibes que el olor ha cambiado y es desagradable; podría tratarse entonces de una infección.

Se recomienda evitar los baños en lugares públicos hasta que no haya sangrado activo, lo que indica que el cuello del útero se ha cerrado. Si durante la cuarentena apetece tener relaciones sexuales con penetración, es importante utilizar preservativo para evitar infecciones.

Diez recomendaciones para el cuidado del periné después de dar a luz

1. Higiene. Mantén la zona limpia y seca.
2. Utiliza compresas de algodón cien por cien .
3. Haz lavados con infusión de tomillo y cola de caballo cada vez que vayas al baño durante los primeros días.
4. Evita el estreñimiento. Toma mucha fibra y líquidos.
5. No te sientes sobre el periné si hay herida durante los primeros días. Mejor tumbada, semitumbada o de pie para evitar que se abran los puntos.
6. En caso de dolor persistente, dificultades en la cicatrización o signos de infección, consulta con tu profesional de referencia.
7. Toma analgésicos o antiinflamatorios prescritos los primeros días si tienes molestias.
8. Evita bañarte si hay herida, mejor dúchate.
9. Si ha habido herida, una vez cicatrizada, realiza masajes diarios con aceite de rosa mosqueta para recuperar la elasticidad de la piel.
10. Una vez pasada la cuarentena, visita a una fisioterapeuta especializada en suelo pélvico.

Diez recomendaciones tras la cesárea

1. Piel con piel ilimitado con tu bebé para fomentar el vínculo y el éxito de la lactancia materna.
2. No te exijas. Tu cuerpo ha pasado por una cirugía abdominal mayor.
3. Toma los analgésicos prescritos para el manejo del dolor.
4. Lávate la herida cada día con agua y jabón. Déjala al aire, es como mejor secará.
5. Utiliza posturas que te permitan dar el pecho sin que la cicatriz moleste, por ejemplo, tumbada. Si aparecen dificultades, busca ayuda de una experta en lactancia materna.
6. Una vez que cicatrice la herida, realiza un masaje diario en la zona con aceite de rosa mosqueta para dar elasticidad al tejido.
7. Pasada la cuarentena, visita a una fisioterapeuta especializada en suelo pélvico para valorar tanto este como la cicatriz.
8. La terapia neural puede ser útil para tratar una cicatriz molesta, con adherencias u otras anomalías de cicatrización.
9. Si la cesárea fue de urgencia o una experiencia desagradable o traumática, busca ayuda con una psicóloga perinatal.
10. Puedes reanudar el ejercicio una vez pasada la cuarentena si a nivel físico todo transcurre con normalidad y te sientes preparada.

La musculatura del abdomen estará distendida y flácida, ya que todos los órganos se están recolocando durante los primeros cuarenta días. Por este motivo, debes cuidarte, mantener una buena alimentación y descansar, así que no fuerces el cuerpo, pasa largos ratos tumbada y date pequeños paseos placenteros. A veces, puedes experimentar incontinencia de orina, de gases o fecal. En estos casos, no normalices lo que te está ocurriendo y busca la ayuda de una buena especialista en suelo pélvico.

Alimentación y suplementos

- **Hidratación adecuada.** Es fundamental mantener una buena hidratación durante el posparto y la lactancia. El cuerpo nos avisa aumentando la sensación de sed, por lo que una correcta hidratación asegura un adecuado funcionamiento del organismo y la regeneración de los tejidos. Además, al hidratarnos bien, reducimos el riesgo de estreñimiento y se diluye la concentración de la orina, disminuyendo así el riesgo de infección.

- **Alimentación saludable y nutritiva.** Una ingesta de comida saludable, equilibrada y nutritiva facilita la recuperación física durante el posparto. Las verduras frescas, hortalizas y frutas variadas nos proporcionan las vitaminas y la fibra que necesitamos. Las proteínas de origen vegetal y animal son necesarias para la óptima regeneración de los tejidos, los músculos, la piel y la mucosa. Los hidratos de carbono, siempre mejor integrales, nos aportan energía. Las grasas saludables (los frutos secos, el pescado azul, el aguacate, el aceite de oliva virgen…) son imprescindibles para la absorción de las vitaminas liposolubles, además de ayudarnos a controlar la inflamación del cuerpo. Y no nos olvidemos de tomar minerales, a través de los frutos secos y semillas, para regenerar las fibras de colágeno.

- **Suplementos nutricionales:**
  - Vitamina D: es una vitamina liposoluble. Su forma más activa, el calcitriol, es una hormona compleja que interviene en la homeostasis del calcio, en múltiples funciones vitales y en el crecimiento celular. La mejor forma de obtener vitamina D es a través de la exposición directa al sol sin protector solar. Dado que pasamos poco tiempo al aire libre, y a menudo nos tapamos la piel para que no le dé el sol y utilizamos protectores solares, muchas personas tienen deficiencia de esta vitamina. Abedi y otros colegas han asociado su deficiencia a un mayor riesgo de depresión posparto.[2] Por este motivo, conocer los valores desde el embarazo ayuda a, en caso de presentar déficit, iniciar una suplementación adecuada y adaptada a nuestras necesidades.
  - Hierro: durante el parto perdemos sangre. Esta pérdida puede ser fisiológica o patológica (cuando experimentamos una hemorragia posparto). En caso

2. Abedi, P., M. Bovayri, A. Fakhri y S. Jahanfar, «The Relationship Between Vitamin D and Postpartum Depression in Reproductive-Aged Iranian Women», *Journal of Medicine of Life*, 2018, n.º 11(4), pp. 286-292. doi: 10.25122/jml-2018-0038. PMID: 30894884; PMCID: PMC6418338.

de un sangrado abundante, es importante realizar una analítica a la madre para analizar sus niveles de hemoglobina, hematocrito y ferritina. En caso de anemia, sería recomendable suplementar a la madre durante el posparto, dado que esta deficiencia puede afectar a la producción de leche materna. No hay que perder de vista que el hierro más biodisponible es el que obtenemos a través de los alimentos, por lo que conviene priorizarlos en esta etapa.

- Yodo: en España no está justificada la suplementación rutinaria de yodo durante la lactancia. Se puede asegurar una ingesta adecuada de ese elemento a través de sal yodada en la dieta y tres raciones de lácteos al día, además de consumir otros alimentos ricos en yodo, como el pescado o las legumbres. En caso de ingesta insuficiente, se puede indicar la suplementación, según un estudio de López García-Franco y otros.[3]

2.3 Qué nos pasa a nivel emocional

El posparto es una revolución emocional, nuestras hormonas están a flor de piel. La mujer se transforma, ya no es la mujer que era antes, ahora ha renacido como madre.

3. López García-Franco, A., J. A. Baeyens Fernández, E. Bailón Muñoz, M. J. Iglesias Piñeiro, A. Ortega del Moral, P. Alonso Coello, C. Ruiz Cabello, J. Landa Goñi, L. Arribas Mir, «Actividades preventivas en la mujer. Actualización PAPPS 2020», *Atención Primaria*, 2020, n.º 52(2), pp. 125-148. doi.org/10.1016/j.aprim.2020.09.001.

Reconocernos de nuevo puede ser difícil al inicio y podemos sentir ambivalencia entre lo que éramos y lo que somos ahora. Al fin y al cabo, se trata de un proceso de duelo y aceptación. Hemos perdido unas cosas, pero hemos ganado otras. Es un antes y un después en nuestra vida que requiere tiempo y acogida.

Cambios cerebrales

- Convertirnos en madres implica importantes cambios adaptativos en nuestro cerebro necesarios para la supervivencia y el vínculo con nuestra criatura.
- Muchas de las regiones cerebrales que perciben cambios presentan grandes cantidades de receptores de oxitocina, la hormona del amor.
- Además, la prolactina y la dopamina aumentan y afectan a la amígdala cerebral, la región central de las emociones, que favorecerá el enamoramiento y el cuidado de nuestra cría.
- El embarazo es un periodo de neuroplasticidad único en la vida.
- Durante el posparto, la materia gris del cerebro materno aumenta, especialmente en el hipotálamo, la amígdala, el lóbulo parietal y la corteza prefrontal, los encargados de la memoria, las emociones y la percepción sensorial.
- Estos cambios adaptativos en el cerebro se aprecian hasta seis años después del nacimiento de la criatura y, según nuevas investigaciones, como la de Mar-

tínez-García y otros colegas, podrían ser incluso permanentes.[4]

- Es un hecho que la maternidad nos cambia, nos enriquece, nos convierte en personas más sensibles y empáticas para poder atender, entender y responder a las necesidades de nuestra criatura.

Desarrollamos una fusión emocional única con la criatura. Sentimos como nuestro todo lo que experimenta el bebé, y viceversa. Esta conexión tan especial es necesaria para la supervivencia de ambos, y por este motivo nuestro estado emocional es clave, porque de él depende el bienestar de nuestra criatura. Al inicio de su vida, somos la única persona capaz de conectar profundamente con sus necesidades. Nuestro instinto más primario se activa para protegerla como necesita en cada momento. La sensación puede ser abrumadora al inicio, incluso es posible que dé miedo el grado de responsabilidad que implica tener a una personita totalmente dependiente de nosotras y de nuestro cuerpo. Pero a la vez es un regalo ser refugio. Nuestro cuerpo es su ecosistema, ha pasado muchos meses dentro de ti escuchan-

4. Martínez-García, M., M. Paternina-Die, E. Barba-Müller, D. Martín de Blas, L. Beumala, R. Cortizo, C. Pozzobon, L. Marcos-Vidal, A. Fernández-Pena, M. Picado, E. Belmonte-Padilla, A. Massó-Rodríguez, A. Ballesteros, M. Desco, O. Vilarroya, E. Hoekzema y S. Carmona, «Do Pregnancy-Induced Brain Changes Reverse? The Brain of a Mother Six Years after Parturition», *Brain Sciences*, 2021, n.º 28; 11(2), p. 168. doi: 10.3390/brainsci11020168. PMID: 33525512; PMCID: PMC7912216.

do tu voz, tu latido, tu respiración... Solamente te reconoce a ti, eres su hogar, su mundo. Sin ti, su existencia no tiene sentido. Sus constantes vitales se regulan en contacto con tu piel, su llanto se calma. Luchar contra esta naturaleza es doloroso para ambos. Te sugiero que aceptes esta aventura de cuerpo y presencia absoluta y te sumerjas en ella.

Las hormonas en el posparto están a flor de piel. A veces nos sentiremos desbordadas y nos costará más gestionar ciertas emociones, que nos pueden generar sentimientos de miedo, ansiedad, tristeza o inseguridad. Es normal que te sientas así ocasionalmente.

Debes saber que en esta etapa los pensamientos intrusivos también son frecuentes. Pensamientos repetitivos, desagradables, intensos y automáticos que aparecen de forma involuntaria. Suelen estar relacionados con la posibilidad de hacer daño al bebé y ocasionan malestar emocional y ansiedad a la madre. En estos casos, y si se vuelven demasiado persistentes, es muy recomendable realizar técnicas de relajación o meditación y buscar ayuda.

Baby blues o tristeza puerperal

- Ocurre durante los primeros quince días tras el parto.
- Un 80 por ciento de las mujeres experimentan este estado debido a varios factores, como los cambios recientes, las hormonas, el cansancio y la falta de sueño.
- Se caracteriza por el llanto inexplicable por cosas que

antes no nos afectaban emocionalmente y por sentirnos tristes, cansadas, desmotivadas, irritables, incomprendidas o abrumadas por todos los cambios.
- Es un estado fisiológico que requiere de apoyo y empatía.
- Estos síntomas desaparecen solos y no dejan secuelas.

La situación emocional de la madre dependerá en gran medida de cómo haya vivido su parto.

Entre el 1,5 y el 6 por ciento de las mujeres tienen síndrome de estrés postraumático derivado del parto, una experiencia que deja una huella negativa y dolorosa imborrable en el cerebro de la madre que ha experimentado partos altamente intervenidos, violencia obstétrica, sensación de peligro para su vida o la de su bebé o situaciones que le han causado un alto nivel de estrés, como podría ser una separación injustificada.

Depresión posparto

- Alrededor del 15 por ciento de las mujeres tienen depresión posparto. Puede deberse a alteraciones hormonales, problemas de salud mental previos, embarazos no planificados, partos medicalizados, cesáreas de urgencia, pérdidas de control durante el parto, violencia obstétrica o resultados desfavorables, experiencia de abusos, falta de apoyo familiar y social, y condiciones de vida estresantes.

- Suele aparecer entre las dos y ocho semanas de posparto, pero puede manifestarse hasta el año después de dar a luz.
- Algunos de los síntomas son ansiedad intensa, sensación de agobio persistente, llanto frecuente, dificultad para vincularse con el bebé, dudas sobre la capacidad para cuidar de una misma o de la criatura, tristeza profunda, cambios en el apetito, baja autoestima, dificultad para dormir aunque el bebé descanse, distanciamiento social y familiar o preocupación excesiva por la salud del bebé, que se traduce en visitas recurrentes a urgencias.
- Ante esta situación, la mujer debe buscar ayuda profesional.
- El apoyo familiar y social es imprescindible para la recuperación de una depresión posparto.
- Si la depresión no se trata, se puede cronificar.

Casi el 50 por ciento de los trastornos mentales de las madres en el posparto no son diagnosticados. La salud mental es la gran olvidada. Es fundamental que ante la experiencia negativa de un parto se busque ayuda psicológica, ya que dar a luz es una vivencia trascendental y deja una huella positiva o negativa en nuestro cerebro para siempre. Poner palabras a lo sucedido, entender qué pasó, buscar apoyo profesional y de otras mujeres, y fomentar y apoyar la lactancia materna pueden ser herramientas clave en la mejora de la depresión posparto o el estrés postraumático.

No podemos perder de vista que una de las principales causas de muerte materna en nuestro contexto es el suicidio, que suele producirse por problemas de salud mental no tratados. Por tanto, la salud mental de las madres ha de ser meticulosamente cuidada, es un deber social hacerlo. Ellas son la base de la existencia y son claves para un futuro mejor.

Lo que no se cuenta

Mujeres que lloran a escondidas partos robados; mujeres con un bebé sano en brazos, pero a las que les cuesta conectar con su criatura porque hubo una separación injustificada y les privaron de sus primeras horas; mujeres que lloran lactancias que han fallado por culpa del sistema; mujeres que no pueden sentarse porque tienen un corte tan grande en el periné que lloran si lo hacen; mujeres con incontinencia urinaria como consecuencia de los agresivos fórceps utilizados en el parto; mujeres que no pueden reanudar las relaciones sexuales por el dolor físico y emocional; mujeres que se duelen por la cicatriz y el dolor de una cesárea innecesaria; mujeres que lloran con los brazos vacíos a un bebé que se fue antes de tiempo; mujeres que sienten una tristeza profunda cuando piensan en su parto; mujeres que han grabado palabras de dolor de quienes se suponía que tenían que acompañar su parto desde el amor; mujeres que lloran debido a que su parto no fue como habían esperado.

Este es el dolor que no se cuenta, que no se comparte, que no se menciona y que se queda dentro. El dolor que se padece en las entrañas, que ocupa el espacio de la supuesta felicidad que se debería sentir en el puerperio. El dolor que es tabú, el dolor que dejan las cicatrices de dentro y de fuera.

A veces, la vida toma caminos inesperados. Habías hecho planes, tenías expectativas, te habías imaginado un final completamente diferente. No sabes cómo, pero has llegado aquí y ahora, con cicatrices que no nunca habías querido. Duele no haber conseguido tu sueño, duele lo inesperado, duele la frialdad y la incomprensión de los que te rodean, que no entienden por qué te duele el alma, por qué te quejas si, total, estáis vivos y sanos. Pero tú estás un poco rota por dentro. Te ves pequeña. Sientes que has fallado en algo, aunque ni siquiera sabes en qué. Pero no, tú no has fallado, tú no tienes la culpa. A veces, las cosas no salen como esperábamos o como habíamos planificado. A veces, el sistema no está a la altura. A veces, dolerá el final.

Permítete llorar y verbalizar tus sentimientos. Permítete sentir. Es lógico que te sientas así, busca apoyo. No lo vivas sola. Y recuerda: no eres menos, no eres peor madre. Eres perfecta, con o sin cicatrices. Eres fuerte, eres resiliente, eres poderosa. Ama tu historia porque, a pesar de no ser como querías, es tu historia.

Hagamos que estas historias que no se cuentan salgan a la luz, porque existen y no merecemos vivir solas la experiencia de dolor. Hagamos visible la otra cara de la maternidad.

Ni una más llorando sola.

2.4 Iniciar la lactancia materna

Estas son las recomendaciones oficiales de la Organización Mundial de la Salud (OMS), Unicef o la Asociación Española de Pediatría:

- Inicio de la lactancia materna durante la primera hora de vida.
- Lactancia materna exclusiva a demanda hasta los seis meses.
- Lactancia materna junto con otros alimentos durante dos años como mínimo y hasta que la madre o el bebé lo deseen.

Beneficios de la lactancia materna para la madre

✓ Ayuda a contraer el útero después del parto y a reducir el riesgo de hemorragia.
✓ Ayuda a recuperar más rápidamente el peso de antes del embarazo.
✓ Reduce el riesgo de cáncer de mama y de ovarios.

- ✓ Reduce el riesgo de osteoporosis.
- ✓ Reduce el riesgo de enfermedades cardiovasculares.
- ✓ Reduce el riesgo de diabetes tipo 2.
- ✓ Reduce el riesgo de depresión posparto.

Beneficios de la lactancia materna para el bebé

- ✓ Reduce el riesgo de diabetes y obesidad en la infancia.
- ✓ Reduce el riesgo de enfermedades respiratorias y alergias.
- ✓ Reduce el riesgo de enfermedades gastrointestinales.
- ✓ Reduce el riesgo de leucemia infantil.
- ✓ Reduce el riesgo de meningitis.
- ✓ Reduce el riesgo de muerte súbita del lactante.

La teoría es fácil, pero la realidad dista mucho de ser tan sencilla. Madres exhaustas, partos medicalizados, traumáticos, programados, hormonas sintéticas, separaciones de madres y bebé... son solamente algunos de los ejemplos que hacen que el inicio de la lactancia se presente difícil. Además, las inseguridades, los comentarios externos, los mensajes contradictorios y la falta de apoyo y de información se suman a las dificultades físicas.

La cultura de la teta

Venimos de la generación perdida de la lactancia. Muchas de nuestras madres quisieron dar el pecho, pero no pudieron. Les dijeron que la teta era cada tres horas durante diez minutos y que si el bebé pedía entre tomas era porque su leche no era suficiente. Les contaron que era mejor el chupete que la teta y que la succión emocional era mala porque eso era vicio. Les hicieron creer todo tipo de mitos: la leche aguada, que si tomaban un medicamento debían suspender la lactancia, que tenían los pechos demasiado grandes o demasiado pequeños para amamantar, que debían tener cuidado con lo que comían porque el bebé se destetaría si notaba el sabor... y así podríamos seguir. Los pediatras recomendaban leche de fórmula por encima de la materna. Pensaban que era más nutritiva porque los bebés se saciaban más. Además, se controlaba mejor lo que comían y las mujeres podían volver al trabajo cuanto antes.

Nuestra generación viene de todo esto. Y ahora estamos nosotras, a quienes después de campañas de información y educación, investigación y mejor formación de los profesionales se nos anima a lactar, pero no sabemos, a pesar del deseo, de las ganas o el instinto.

La lactancia tiene un poco de esto, pero también mucho de aprendizaje. Y es difícil saber dar el pecho si no hemos visto dar el pecho. Es difícil normalizar la lactancia cuando no es lo habitual en nuestro entorno. Es difícil pedir ayuda a nuestras madres porque no saben respondernos y resulta complicado buscar ayuda profesional adecuada porque aún existen profesionales desactualizados.

Recuperar la cultura de la lactancia materna implica juntarnos, compartir, visibilizar y normalizar. Implica la tribu de madres, el apoyo profesional y políticas que nos protejan.

Querer lactar sin haberlo visto de cerca es complejo. Por este motivo, te animo a acudir a grupos de lactancia durante el embarazo y a juntarte con otras madres lactantes en el posparto. Solo así te sentirás comprendida y apoyada. De alguna manera, la oxitocina que se desprende con la lactancia se impregna en todas las que estamos cerca. Y la sororidad, la empatía y el amor afloran. Ayudarnos entre nosotras es necesario para recuperar algo que es nuestro y que un día se perdió.

Vivimos en una sociedad donde prima lo fácil y lo rápido, donde se premia el final, pero no el camino. Nuestra sociedad ha perdido la esencia del hacer y estar. Y precisamente la lactancia requiere de todo lo anterior.

Dar la teta a demanda implica entrega absoluta. Significa parar el tiempo y los relojes para volcarse en el bebé y sus necesidades. La lactancia necesita amor, paciencia, confianza y apoyo por parte de todos. Así pues, el inicio precisa soporte en las necesidades y demandas del día a día: ser cuidadas para poder cuidar y olvidarnos de todo lo demás, para entregarnos a lo que en realidad importa y que no puede esperar, nuestro bebé.

Diez cosas importantes que la pareja de una madre lactante debería tener en cuenta

1. Asegurar que la madre se encuentra cómoda en todo momento para dar el pecho. Pasará gran parte del día lactando y es importante ofrecerle almohadas para proteger su espalda y reposabrazos para sostener al bebé con holgura.
2. Procurar que la madre tenga bebida a su alcance en todo momento para hidratarse bien.
3. Preparar comida nutritiva para ella. La lactancia es un desgaste energético enorme y la madre necesita comer de manera saludable y equilibrada para sentirse sana y con energía para maternar.
4. Encargarse de los cambios de pañal de la criatura, de día y de noche, así como de los cambios de ropa.
5. Durante el día, portear al bebé algunos ratos cuando ya haya comido y esté tranquilo para que la madre pueda dormir un poco.
6. Las noches pueden ser duras. Por la mañana, dejar dormir un poco más a la madre mientras la pareja atiende al bebé.
7. Durante las comidas, pasear a la criatura para que la madre coma tranquila. Ella es el sustento de la criatura. Si no cuidamos a la madre, no cuidamos a su bebé. Y comer rápido y con estrés no es lo que necesitamos.
8. No exigir nada a la madre ni compararla. Suficientemente dura es la lactancia para que la persona que tenemos al lado no nos apoye. La lactancia es cosa

de ella y el bebé, nunca hay que juzgar ni criticar. La pareja debe acompañar desde el lugar que la madre necesita.

9. Reconocer el regalo que la madre le está haciendo a la criatura. La lactancia es salud física y emocional para ambos, pero sobre todo reduce drásticamente el riesgo de enfermedades y muerte para el bebé. Cada día de lactancia es un regalo para que crezca sano.
10. Apoyar sus decisiones y escucharla siempre. Si requiere apoyo, la pareja tiene que acompañar sus necesidades. La lactancia es muy importante para ella, no le falles.

El soporte incluye también a la tribu, los grupos de madres, de apoyo, el acompañamiento entre iguales para poder recuperar el sentido de familia, de crianza compartida y de red. Tener una matrona de confianza, actualizada y cercana es también un factor decisivo. La evidencia científica (el estudio de Dagla y otros colegas)[5] ha mostrado que las mujeres acompañadas por matronas presentan mejores porcentajes de lactancia materna exclusiva y mayor duración de la lactancia.

5. Dagla, M., I. Mrvoljak-Theodoropoulou, M. Vogiatzoglou, A. Giamalidou, E. Tsolaridou, M. Mavrou, C. Dagla y E. Antoniou, «Association between Breastfeeding Duration and Long-Term Midwifery-Led Support and Psychosocial Support: Outcomes from a Greek Non-Randomized Controlled Perinatal Health Intervention», *International Journal of Environmental Research and Public Health*, 2021, n.º 18(4): 1988. doi: 10.3390/ijerph18041988. PMID: 33670797; PMCID: PMC7922856.

Decálogo para un buen inicio de la lactancia materna

- Infórmate desde el embarazo. Lee de fuentes fiables.
- Acude a algún grupo de lactancia durante el embarazo para familiarizarte con el tema, los problemas más comunes o, simplemente, ver amamantar a otras madres.
- Ten confianza, tus pechos están diseñados para amamantar, la mayoría de las veces, sin problemas.
- Piel con piel madre-recién nacido inmediatamente después del nacimiento y sin interrupciones.
- Evita separaciones innecesarias. La mayoría de las pruebas pueden esperar. El test de APGAR, la administración de la profilaxis ocular o la vitamina K pueden hacerse encima de la madre.
- Agarre espontáneo de la primera toma, preferentemente durante la primera hora de vida. Puedes pedir ayuda a tu matrona.
- A demanda, sin horarios ni relojes. Tan normal es que pida cada tres horas que cada treinta minutos. Necesitarás apoyo de la pareja y la familia, los inicios suelen ser duros e intensos.
- Sin interferencias. Evita chupetes o biberones hasta que la lactancia esté bien instaurada.
- El dolor no es normal. Si hay dolor, hay un problema y hay que encontrar la causa. Busca ayuda de profesionales expertas y actualizadas en lactancia materna si no mejora cuidando el agarre y la postura.
- Participa en grupos de lactancia materna para compartir entre iguales. La tribu es muy importante para sentirte acompañada y comprendida al principio.

Una vez que la placenta se desprende tras el parto, la progesterona y el lactógeno placentario disminuyen y se da paso a la prolactina, la hormona que produce la leche materna. La oxitocina también desempeña un papel importante, pues es la encargada de la eyección de la leche. La succión y el vaciado del pecho regulan la producción de la leche, es decir, a más succión, más producción.

Durante los primeros días la madre tiene el calostro, que se empieza a crear durante el embarazo. El calostro es la primera vacuna que recibe el bebé, se trata de una inmunidad natural, pues tiene altas cantidades de anticuerpos e inmunoglobulinas para protegerle de infecciones. Se caracteriza por el color amarillento que le confieren los carotenos que contiene y uno de sus objetivos es laxar al bebé para poder expulsar el meconio. Las pequeñas cantidades que el recién nacido va succionando durante estos primeros días son suficientes para nutrirle y protegerle. Se recomienda un mínimo de ocho tomas diarias.

Durante el segundo día de vida, los bebés suelen estar más ansiosos y demandantes para estimular la producción de la leche madura, por lo que no debe interpretarse como una señal de hambre, sino como un mecanismo fisiológico. La leche madura suele aparecer alrededor de los tres días después del parto si ha habido una buena estimulación del pecho.

La lactancia debe ser a demanda, es decir, sin horarios ni relojes.

Señales de hambre del bebé

Los bebés tienen un estómago reducido, por lo que necesitan cantidades pequeñas de comida pero frecuentes. Por este motivo, la lactancia debe ser siempre a demanda. Las señales de hambre son:

- El bebé está despierto y alerta.
- Mueve la cabeza de un lado hacia el otro en busca de alimento.
- Abre la boca, saca la lengua y emite sonidos.
- Se pone las manos en la boca y succiona.
- Aparece el reflejo de búsqueda activo: si le tocas la mejilla o la nariz mueve los labios en la misma dirección.
- Señales de irritabilidad y nerviosismo.
- Llanto, señal tardía de hambre.

Dar la teta a demanda implica entrega, paciencia, confianza y apoyo. Los primeros meses es normal que no existan patrones de tomas, el bebé quiere pasar la mayor parte del día succionando, ya sea para alimentar su hambre (succión nutritiva) o para dormir, calmarse o sentirse protegido (succión no nutritiva).

Cómo saber si come

Deposiciones y pipís:

✓ Primer día: 1 deposición y 1 pipí.

✓ Segundo día: 2 deposiciones y 2 pipís.

✓ Tercer día: 3 deposiciones y 3 pipís.
✓ A partir del cuarto día: 3 deposiciones o más y alrededor de 6 pipís.
✓ Los tres primeros días, el bebé suele hacer deposiciones de meconio, que en torno al tercer día evolucionan a heces de transición con un color verdoso y entre el cuarto y el quinto cambian a las heces amarillas.

Pérdida de peso normal:
✓ Pérdida fisiológica de peso durante los tres primeros días que no debería superar el 10 por ciento.
✓ Recuperación del peso de nacimiento alrededor de los diez o quince primeros días de vida.

A veces, experimentaremos dolor al inicio de la lactancia y no debemos normalizarlo. Es una señal de que algo no está funcionando.

Qué hacer en caso de...

- **Pezones planos:**
  - El bebé no succiona del pezón, sino de la areola, por lo que muchas mujeres con pezones planos no tendrán dificultades.
  - No hay que recomendar ejercicios ni artilugios durante el embarazo ni el puerperio para sacar el pezón, pues no han demostrado ser efectivos, además de producir dolor y aumentar la desconfianza en la mujer.

- Inicio precoz de la lactancia materna.
- Agarre profundo.
- Apoyo profesional.
- Valorar una pezonera en caso de dificultades de agarre.

- **Grietas:**
  - Son heridas que aparecen durante los primeros días en el pezón; no son normales.
  - Es importante hallar la causa.
  - Debemos mantener las heridas limpias. Se pueden lavar con agua y jabón varias veces al día y secar con papel limpio.
  - Hay que evitar cremas, lociones o la aplicación de leche materna.
  - Solamente aplicar aceite de oliva.

- **Ingurgitación mamaria:**
  - Se trata de una retención de líquidos y sangre, no de leche.
  - El objetivo es ablandar la areola para facilitar el agarre del bebé.
  - Se puede utilizar una técnica de presión inversa suavizante para reducir el edema o extraer un poco de leche manualmente al inicio de la toma.
  - Hay que evitar el uso del sacaleches.
  - Aplicar frío local; las hojas de col verde frías pueden ser de gran ayuda.
  - Lactancia a demanda: a más succión, mayor alivio.
  - Antiinflamatorios en caso de necesidad.

- **Obstrucción mamaria:**
  - Aparición de un bulto en una mama que produce dolor y enrojecimiento de la zona.
  - Es importante el vaciado del pecho a través de la succión del bebé.
  - Aplicar calor antes de la toma y masajear durante esta.
  - Colocar al bebé en una posición en la que su mentón masajee y vacíe el conducto mientras mama.
  - Antiinflamatorios en caso de necesidad.

- **Mastitis aguda:**
  - Inflamación aguda de uno o más cuadrantes de una mama que puede cursar con infección o no debido a una disbiosis de la microbiota.
  - Se caracteriza por una mancha roja, inflamación, dolor, malestar general y fiebre alta.
  - Hay que vaciar bien el pecho sin sobreestimular a través de la succión frecuente del bebé. Si la criatura rechaza el pecho, hacerlo con sacaleches puede ayudar.
  - Aplicar frío, antiinflamatorios y descanso materno.
  - Si en 24 horas de las medidas físicas el cuadro no mejora o empeora, se debe empezar con antibióticos que ha de prescribir el médico.
  - La toma de antibióticos no es motivo para dejar la lactancia materna, hay fármacos totalmente compatibles.

Por lo general, corrigiendo la postura, la posición y el agarre del bebé podemos conseguir reducir o eliminar este dolor. Experimentar cierta molestia al inicio de las primeras tomas puede ser normal debido a la sensibilidad de los pezones causada por la progesterona del embarazo, molestia que irá desapareciendo en los días sucesivos. Si el dolor persiste durante la toma, no mejora o incluso aparecen heridas, te recomiendo buscar la ayuda profesional de una experta en lactancia materna.

Diez datos impactantes de la lactancia materna

1. La leche materna es un fluido vivo y cambiante. Se adapta continuamente a las necesidades nutricionales e inmunológicas del bebé.
2. Tiene un papel clave en la microbiota intestinal. Los bebés que toman leche materna reciben a diario miles de bacterias que forman su sistema inmunológico. Una microbiota saludable es fundamental para la salud a corto y largo plazo.
3. Cuando la saliva del bebé entra en contacto con las glándulas mamarias, se produce una respuesta inmune moduladora de la lactancia para enviar la señal de los anticuerpos específicos que la criatura necesita en esos momentos.
4. Cuando besamos a nuestro bebé, nuestro cuerpo recibe a través de su saliva la necesidad o no de producir anticuerpos necesarios contra determinados

patógenos. Esta información pasa al sistema linfático de la madre, que producirá anticuerpos específicos que pasarán a la leche materna para que el recién nacido quede protegido.

5. Cuando la criatura crece, la cantidad de leche materna que producimos va bajando según sus necesidades nutricionales, pero las concentraciones de factores inmunológicos siguen siendo las mismas.
6. Una sola cucharada de postre de leche materna contiene más de tres millones de células específicas para combatir gérmenes que entran en contacto con el cuerpo.
7. La lactancia materna no es solo alimento. Es nutrición, amor, vínculo, protección y seguridad.
8. Podemos alimentar a más de un bebé. La producción de leche se adapta a las necesidades de succión.
9. La lactancia materna reduce el riesgo de enfermedades a corto y largo plazo en la madre y su criatura y, por lo tanto, es una de las medidas de salud pública más importantes que existen.
10. No hay sustituto capaz de imitar la leche materna porque simplemente hace pura magia.

2.5 Cuando la lactancia deseada no se consigue

La mayoría de las mujeres desean dar el pecho a sus bebés. Más del 90 por ciento de las embarazadas quiere probar la lactancia materna, pero, en el momento del alta, después del parto, solo el 70 por ciento amamanta exclusivamente, y a los seis meses este porcentaje ha disminuido al 30 por ciento. Algo importante falla.

Intervenciones en el parto que pueden interferir negativamente en el inicio de la lactancia materna

- Inducción del parto: las hormonas artificiales no actúan de la misma forma que las que producimos de manera natural, y su respuesta adaptativa tampoco es igual. Puede hacerse más difícil el inicio de la lactancia y del vínculo cuando el parto ha sido inducido.
- Uso de opioides: estos fármacos cruzan la placenta y afectan al comportamiento del recién nacido. Sabemos que haber recibido opioides en el parto (ya sea por vía endovenosa, intramuscular o por epidural) se asocia a bebés más dormidos y con más dificultades para succionar.
- Líquidos endovenosos: se ha comprobado que cuando se administran fluidos endovenosos los bebés también los absorben y nacen con más peso debido a la retención de líquidos. Este peso no es el real y se pierde durante los primeros días, lo que puede llevarnos a pensar que el bebé ha perdido más peso del normal, motivo para indicar una suplementación que es innecesaria.
- Cesárea programada: en este tipo de intervenciones la fisiología hormonal no se ha activado y puede ser más difícil establecer la lactancia al inicio. Aunque sa-

bemos que, más que la cesárea en sí, lo que afecta negativamente son los procedimientos rutinarios que se aplican durante la cirugía (separación, inicio tardío de la lactancia, etc.).

- Uso de oxitocina sintética: no cruza la barrera cerebral de la madre y, en consecuencia, no produce las mismas respuestas adaptativas que la oxitocina endógena.
- Antibióticos en el parto: se han asociado con un mayor riesgo de mastitis en el posparto.
- Pinzamiento precoz del cordón umbilical: los bebés nacen más débiles y con más dificultades de succión.
- Separación madre-bebé: el bebé sufre estrés y sus niveles de glucosa bajan. La separación afecta al vínculo y a la producción de leche de la madre.
- Pezoneras o suplementos: a veces se ofrecen pezoneras o suplementos de leche artificial sin valorar y solventar el problema inicial que obliga a dichas intervenciones. Si ponemos un parche pero no solucionamos el problema, entramos en una espiral que perjudica la lactancia.
- Comentarios: comentarios poco apropiados y desactualizados por parte de los profesionales que nos atienden o falta de coherencia entre ellos.

Son demasiadas las mujeres que quieren y desean amamantar, pero finalmente no pueden hacerlo exclusivamente por falta de información, partos medicalizados, poco apoyo profesional, familiar o social, opiniones contradictorias por parte de los profesionales, escaso reconocimiento, permisos deficientes, desactualización profesional, políticas deficientes, etc.

La lactancia al inicio no es fácil y las dudas y los miedos afloran, especialmente cuando surgen dificultades.

¿Tengo suficiente leche?

- De entrada, si no desconfiamos de nuestro corazón o de nuestros riñones, tampoco deberíamos hacerlo de nuestros pechos. Somos mamíferas y nuestros pechos tienen la función biológica de amamantar.
- La hipogalactia real se define como la producción insuficiente de leche materna para mantener una lactancia exclusiva; ocurre en un 5 por ciento de los casos. Es uno de los principales motivos de abandono de la lactancia materna (el 20 por ciento de los casos).
- Sus causas son multifactoriales en la mayoría de las ocasiones: poca estimulación de la mama, enfermedades del bebé, mala transferencia de la leche materna debido a anquiloglosia o dificultades de succión, patología materna como la retención placentaria, el síndrome de Sheehan, el síndrome de ovarios poliquísticos, hipoplasia mamaria...
- Sospecharemos de hipogalactia mamaria en caso de un bebé muy irritable en el pecho, que no queda saciado, duerme poco, hace tomas largas, realiza pocas micciones o heces y, sobre todo, no gana peso adecuadamente.

- Identificar la causa para poder tratar de forma adecuada el problema es clave. Para ello, necesitamos buscar la ayuda de profesionales expertas en lactancia materna.

En resumen, demasiadas mujeres abandonadas, solas, que sienten culpa y fracaso como consecuencia de una lactancia muy luchada que no pudo ser o no acabó siendo como habían imaginado. Demasiado dolor e incomprensión.

Suplementación del bebé

- Cuando se nos presenta la situación de tener que suplementar a nuestro bebé, debemos saber que existen diferentes formas de hacerlo.
- Idealmente, la leche para suplementar debería ser la materna. Esto se puede conseguir a través de la estimulación con sacaleches y administrando posteriormente la cantidad necesaria al bebé con el método que mejor nos funcione.
- Cuando no es posible utilizar leche materna por la baja producción de la madre, recurriremos a la leche de donante o de fórmula.
- Los diferentes métodos que podemos utilizar son:
    - Dedo-jeringa: indicado cuando se requiere administrar pequeñas cantidades de suplemento al bebé y

por poco tiempo. Se trata de estimular la succión del bebé con el dedo mientras administramos el suplemento con la jeringa colocada en la comisura de su boca. Este método interfiere poco con la lactancia materna.

- Vaso: ofrecemos la leche en vaso y la criatura irá lamiendo el suplemento en posición sentada. Este método interfiere poco con la lactancia.
- Relactador: se coloca una pequeña sonda en el pezón de la madre que va conectada al recipiente de leche. El bebé necesita estimular y succionar el pezón para obtener el suplemento. Es un método que tiene la ventaja de estimular el pecho y la producción de la madre a la vez que la criatura obtiene el suplemento, y, además, no interfiere con la lactancia. Muy útil para relactaciones, procedimiento por el cual la madre intenta recuperar su producción de leche. En contra, resulta más difícil e incómodo de utilizar fuera de casa.
- Biberón: es el método más sencillo y el más recomendado para la lactancia mixta, pero puede interferir con la lactancia materna debido al alto flujo de leche que la criatura obtiene con menos esfuerzo. Por este motivo, se aconseja utilizar el método Kassing cuando se opte por esta opción.

- En ocasiones, la suplementación es un paso necesario mientras conseguimos solucionar los problemas que surgen con la lactancia materna, como, por ejemplo, una pérdida de peso superior al 10 por ciento de la criatura debido a una anquiloglosia. Una vez intervenido el bebé y tras haber conseguido remontar su peso, podemos disminuir poco a poco la suplementación hasta eliminarla por completo.

- Otras veces, el suplemento se queda para siempre, como en el caso de una hipogalactia real, que necesitará una lactancia mixta o artificial.

Es importante que sepas que tú no has fallado. Nuestros cuerpos no fallan tan a menudo, no somos defectuosas. Fallan las políticas de salud y de conciliación, fallan los profesionales que no saben derivar cuando el problema que tienen delante los supera, falla el apoyo comunitario, familiar y social. Incluso cuando han sido otros los que han fallado, puedes llegar a sentir que has sido tú la que no ha estado a la altura. Pero no es así, tú no le has fallado a tu criatura. Tú has estado ahí luchando por algo que era vuestro. Y no pasa nada si al final no salió como esperabas. Hay situaciones que escapan de nuestro poder.

No te juzgues. No eres mejor o peor madre por el tipo de lactancia que acabes dando a tu bebé. Tú eres la mejor madre del mundo para tu criatura. Con teta, con biberón, con relactador, con pezonera, con leche materna o de fórmula. Tú eres su mundo, y el amor que siente por ti no se mide por cómo le alimentas. El vínculo se crea a través del cariño, los brazos, el piel con piel, las miradas, el cuerpo, los susurros al oído, las canciones que le cantas, las noches a tu lado, los paseos contigo y los besos infinitos.

Lactancia con pezoneras

Se trata de un instrumento que se coloca encima de la areola y el pezón de la madre como barrera para facilitar la lactancia materna en casos de dolor o dificultades de agarre. Es de silicona y se acopla sobre el pezón y la areola antes de la toma evertiendo las alas para que queden totalmente selladas y hagan el vacío en el pecho. Hay diferentes tallas y es importante elegirla bien.

Su uso es controvertido, según la evidencia científica. Aun así, las pezoneras pueden resultar útiles en determinadas circunstancias. Por ejemplo:

- Bebé que rechaza el pecho o no se agarra bien.
- Bebés prematuros.
- Bebés con frenillo lingual corto.
- Mujeres con pezones planos o invertidos.
- Dolor o heridas, aunque si no hay un buen agarre pueden empeorar la situación.

Es esencial conseguir un buen agarre para asegurar una buena transferencia de leche, ya que las pezoneras pueden dificultarla.

Las madres suelen lograr retirarla a partir de los tres o cuatro meses. Paulatinamente y con paciencia, empezamos la toma con la pezonera y la retiramos a los pocos minutos. Así, vamos probando hasta que el bebé acepta mamar sin ella. Sin embargo, en algunos casos se mantendrán durante toda la lactancia.

Según el estudio de Kronborg y colegas,[6] algunas madres sienten que esta herramienta las ha ayudado en el inicio de la lactancia. Otras, en cambio, la asocian a un artilugio de dependencia. El estudio vincula también su uso a un destete precoz.

Siempre hay que recomendarlas de manera individualizada una vez que se ha corregido la postura y el agarre, no como primera opción. Los profesionales deben informar a la madre de sus beneficios y sus riesgos, y tiene que haber un seguimiento para evaluar su eficacia y retirarlas lo antes posible.

A veces, descubres que la lactancia no es como te la habían contado. A veces, las expectativas se rompen en mil pedazos. Habrá un duelo, un proceso de aceptación, pero acabarás amando lo que tienes. Porque es así. Con sus luces y sus sombras. Vuestra historia es solo vuestra y todas tus elecciones serán buenas, sean cuales sean. Porque la mayoría de las madres del mundo siempre deseamos lo mejor para nuestras criaturas.

6. Kronborg, H., E. Foverskov, I. Nilsson y R. Maastrup, «Why do mothers use nipple shields and how does this influence duration of exclusive breastfeeding?», *Maternal & Child Nutrition*, 2017 n.º 13(1), e12251. doi: 10.1111/mcn.12251. Epub 21 de enero de 2016. PMID: 26799605; PMCID: PMC6866009.

Anquiloglosia del lactante

Se trata de la alteración de la motilidad lingual secundaria por la existencia de un frenillo corto que puede provocar problemas de lactancia y, consecuentemente, un abandono precoz de esta. Su prevalencia es baja, pero muy variable, según algunos estudios, y va desde el 0,1 al 12 por ciento.

Se debe valorar y tener en cuenta el dolor al amamantar, las tomas largas, el estancamiento del peso del bebé y la movilidad lingual alterada. Los chasquidos al mamar, la retrognatia, el paladar ojival o el callo se succión constituyen otros signos de alarma.

La afectación del frenillo se clasifica en cuatro tipos:

- Tipo 1: el frenillo es anterior y se aprecia al principio de la lengua, lo que provoca que esta se levante con dificultades y en forma de «U».
- Tipo 2: el frenillo es anterior, pero situado unos milímetros más hacia dentro, lo que ocasiona que cuando el bebé llora la punta de la lengua descienda.
- Tipo 3: el frenillo es posterior. Se aprecia una membrana al final de la lengua y un anclaje submucoso. El bebé no puede elevar la lengua hasta el paladar con la boca abierta.
- Tipo 4: el frenillo es posterior y submucoso, no se aprecia a simple vista. La lengua está muy anclada y hay dificultad para moverla de forma simétrica.

Alrededor del 50 por ciento de las criaturas con frenillo corto no tienen problemas con la lactancia materna y no requieren tratamiento. En los casos en los que la lactancia sí se vea afectada, se recomienda empezar por un tratamiento conservador y, solo cuando este no funcione, recurrir al tratamiento quirúrgico.

El tratamiento convencional consiste en corregir la postura, el agarre y la terapia miofuncional orofacial mediante una serie de ejercicios y técnicas realizadas para subsanar el desequilibrio muscular de la zona. El trabajo multidisciplinar es imprescindible para mejorar la función oral de la criatura.

En cuanto al tratamiento quirúrgico hay dos opciones, la frenotomía o frenuloplastia (también llamada frenectomía), y siempre se debe utilizar anestesia. No podemos perder de vista que la intervención por sí sola no es la única solución, sino que el abordaje es más amplio y requiere de rehabilitación de la función oral del bebé. El asesoramiento individualizado por profesionales expertos es la clave. En muchos casos, con medidas conservadoras no será necesario intervenir a la criatura. Cuando no se han conseguido buenos resultados, se puede optar por la cirugía.

Según la revisión sistemática de Visconti y otros expertos,[7] la frenectomía estaría justificada en caso de dolor o problemas con la lactancia, pues no encontraron

7. Visconti, A., E. Hayes, K. Ealy y D. R. Scarborough, «A systematic review: The effects of frenotomy on breastfeeding and speech in children with ankyloglossia», *International Journal of Speech-Language Pathology*, 2021, n.º 23(4), pp. 349-358. doi: 10.1080/17549507.2020.1849399. Epub 27 de enero de 2021. PMID: 33501864.

evidencia concluyente ni de calidad para apoyar dicha práctica para la prevención de los futuros problemas del lenguaje y el habla. No obstante, una revisión sistemática reciente de Cordray[8] muestra que la anquiloglosia puede tener repercusiones más allá de la lactancia que incluyen dificultades del habla, disfagia, apnea, maloclusión, paladar ojival o reflujo gastroesofágico, entre otros, y, por lo tanto, puede afectar la calidad de vida de los niños.

Recomendaciones extraídas de *Actualización del manejo de la anquiloglosia en el lactante* (2021), de la Asociación Española de Lactancia Materna (AELAMA).

2.6 Lactancia artificial

Podemos llegar a la lactancia con leche de fórmula adaptada por decisión o por circunstancias no elegidas, pero que nos llevan a recurrir a ella. Por suerte, las leches artificiales de hoy en día son muy seguras, pues todas deben pasar por los controles estrictos de seguridad y calidad establecidos en la normativa española en cuanto a la reglamentación técnico-sanitaria de los preparados para lactantes y de continuación (Real Decreto 867/2008, de

8. Cordray, H., G.N. Mahendran, C.S. Tey, J. Nemeth, N. Raol, «The Impact of Ankyloglossia Beyond Breastfeeding: A Scoping Review of Potential Symptoms», *Am J Speech Lang Pathol*, agosto de 2023, 22:1-16. doi: 10.1044/2023_AJSLP-23-00169. Epub ahead of print. PMID: 37606583.

23 de mayo) y regulaciones de la Comunidad Europea (2006/141/EC).

La leche de fórmula artificial suele ser mayoritariamente leche de vaca adaptada y procesada con una serie de ingredientes añadidos para hacerla apta para los recién nacidos, pero también puede ser de cabra o vegetal adaptada.

Todas las leches de fórmula deben llevar por ley los mismos componentes y, por lo tanto, no hay una marca mejor que otra. Legalmente, se especifica una cantidad mínima o máxima de cada ingrediente, que elegirá cada fabricante dentro de los límites de la norma. También pueden variar los ingredientes no regulados que cada marca añade según sus estrategias de comercialización. De acuerdo con un reciente estudio firmado por Cheung y otros colegas que analizó los reclamos de la industria de la leche artificial sobre los diferentes ingredientes añadidos en 757 productos de leche artificial de venta en diferentes países (entre ellos España), la mayoría de las leches de fórmula promocionan al menos un reclamo de salud en sus productos, pero que no suelen estar respaldados por evidencia científica que avale los beneficios de dichos ingredientes añadidos.[9]

9. Cheung, K. Y., L. Petrou, B. Helfer, E. Porubayeva, E. Dolgikh, S. Ali *et al.*, «Health and Nutrition Claims for Infant Formula: International Cross Sectional Survey», *British Medical Journal*, 2022, n.º 380:e071075. doi:10.1136/bmj-2022-071075.

Tipos de fórmulas

- **Tipo 1:** formuladas a partir de suero de vaca o de cabra, con cantidades similares de proteína a la leche humana, elaboradas para cubrir las necesidades nutricionales de los recién nacidos y fáciles de digerir. Es la leche recomendada hasta los seis meses de forma exclusiva. Después, Unicef aconseja seguir con esta leche hasta el año de vida y complementar con otros alimentos. Elige una leche de fórmula con un contenido de proteína de 0,9 g por cada 100 g de leche, similar al de la leche materna, sin azúcares ni edulcorantes, y que contenga >7mg/l de hierro.
- **Tipo 2:** formuladas con menor densidad energética y más azúcar, tienen las proteínas menos modificadas, son más difíciles de digerir y, por lo tanto, menos sofisticadas y más económicas. Destinadas a bebés de más de seis meses. No es necesario cambiar a este tipo de leche, ya que no aporta ventajas para la criatura.
- **Leche de continuación:** indicada a partir de los doce meses. Leche prescindible y que no aporta beneficios nutricionales. Según Unicef, su consumo está desaconsejado, ya que abusa del azúcar en sus composiciones. A partir del año, la recomendación es pasar a leche de vaca o cabra entera, puesto que está menos procesada y provee de los nutrientes necesarios al bebé.
- **Fórmulas especiales:** diseñadas para bebés con dificultades para absorber, digerir o metabolizar ciertas sustancias.

- **Fórmulas ecológicas:** la procedencia de la leche de vaca o cabra es ecológica, es decir, de vacas que han estado al aire libre con alimentación libre de pesticidas y fertilizantes químicos. Tampoco se les administran hormonas ni antibióticos, y por este motivo suelen ser más costosas. Actualmente, no hay estudios que demuestren que este tipo de fórmulas sean mejores, pero hay familias que las prefieren por su procedencia más respetuosa con los animales.

La alimentación con leche de fórmula puede conllevar mayor riesgo de sobrealimentación y obesidad. Unicef aconseja ofrecer lactancia a demanda. Reconocen que es mejor dar pequeñas cantidades a menudo que grandes biberones espaciados en el tiempo. Esta recomendación se basa en respetar la fisiología del bebé y recurrir a la lactancia artificial de forma similar a la lactancia materna.

Método Kassing

- Método que se asemeja más a la lactancia materna para alimentar al bebé, que respeta la fisiología de la criatura y evita la sobrealimentación.
- Elegiremos una tetina blanda, simétrica, talla pequeña, de base ancha y de flujo lento.
- Evitaremos posturas horizontales. Es mejor poner al

bebé lo más vertical posible y protegido junto a nuestro cuerpo.

- Estimularemos el reflejo de búsqueda y ofreceremos el biberón horizontal para propiciar que el bebé pueda regular el flujo.
- Realizaremos pequeñas pausas durante la toma y alternaremos ambos lados.

Es aconsejable que sea la madre quien alimente al bebé siempre que sea posible para proporcionarle seguridad, evitar confusiones y fomentar el vínculo. Si ocasionalmente otra persona le alimenta, debemos asegurarnos de que utiliza la misma técnica que la madre. Nunca debemos dejar a una criatura sola con un biberón ni utilizar artilugios que soporten el objeto en nuestra ausencia ni sin vigilancia activa.

Cómo preparar biberones de forma segura

- Desinfecta la zona donde vas a preparar la mezcla.
- Limpia todos los utensilios con agua y jabón. Esteriliza antes del primer uso. No es necesario esterilizar siempre si se mantiene una higiene correcta.
- Lávate las manos con agua y jabón.
- Hierve agua potable y viértela en el biberón. Espera tres minutos para que el agua baje a 70 °C y mezcla los polvos. El agua a esta temperatura eliminará las posibles bacterias presentes en la fórmula. Este paso es

necesario para reducir el riesgo de contaminación y enfermedad del bebé, dado que los polvos de la leche de fórmula no son estériles y pueden estar contaminados por bacterias patógenas.

- Añade la cantidad de polvos según las indicaciones del fabricante.
- Enfría el biberón bajo el grifo de agua fría.
- Comprueba la temperatura antes de ofrecer el biberón al bebé.
- Alimenta a la criatura y desecha la leche sobrante que no haya tomado en las siguientes dos horas.

Aspectos que hay que tener en cuenta

- Preparar el biberón cada vez que el bebé necesite ser alimentado. Esto reduce el riesgo de contaminación.
- Existe también la posibilidad de preparar biberones con agua fría a partir de los dos meses, pero debemos tener claro que esta preparación no elimina el riesgo de infección de la criatura por posibles bacterias presentes en la fórmula.
- También podemos dejar la mezcla correctamente preparada 24 horas en la nevera a 5 °C.
- No hay que calentar nunca un biberón en el microondas, mejor al baño maría.
- Nunca se debe utilizar un calientabiberones, ya que aumentan el riesgo de proliferación de microorganismos patógenos.
- Existen biberones de vidrio, opción que reduce el riesgo del paso de microplásticos a la leche.

No nos juzguemos por el tipo de lactancia que ofrecemos a nuestras criaturas. No se es menos madre por haber elegido la leche de fórmula o por haber llegado a la lactancia mixta o artificial por necesidad y no por deseo. Ser buena madre va mucho más allá de la teta o el biberón. Dejemos estas luchas absurdas que no nos aportan nada y que no son más que un logro más de la sociedad patriarcal, que nos quiere enfrentadas siempre.

El tipo de lactancia que le damos a nuestra criatura no nos define. Podemos dar teta o biberón con el mismo amor, las mismas miradas, los mismos brazos, el mismo piel con piel. El vínculo somos nosotras. Sean cuales sean nuestras decisiones o circunstancias, apoyémonos siempre de forma incondicional.

2.7 Reestructuración familiar

Nace un bebé y todo el entorno familiar debe reestructurarse. La mujer se convierte en madre y tiene a una pequeña criatura totalmente dependiente de su cuerpo. Y el padre o pareja, si la hay, debería convertirse en el sostén de la díada madre-criatura. Hay que adoptar nuevas funciones y conocerse en una esfera totalmente nueva.

A veces, la pareja puede sentirse desubicada y no encontrar su lugar en esta etapa de cambios rápidos porque no juega con la ventaja de unas hormonas que le preparen.

Por este motivo, el posparto y la crianza pueden, o bien unir mucho a las parejas, o bien generar distancias importantes. La comunicación será clave y determinante para que cada miembro de la nueva familia exprese sus miedos, dudas e incertidumbres.

Todos estos cambios, que albergan mucha ilusión pero también miedos, influirán en el equilibrio familiar que se había creado. Será necesario renovarse y reaprender para encontrar de nuevo la armonía, aceptar y abrazar lo que está pasando y evitar la resistencia.

Esto sucederá de forma similar con el resto de las relaciones familiares. La hija se ha convertido en madre, y su madre, en abuela. El hijo, en padre, y su madre, en abuela. Puede que revivamos nuestra propia infancia y nuestras relaciones, que se abran heridas, o que perdonemos y aceptemos situaciones que antes no comprendíamos.

Revisar nuestra infancia y nuestra propia crianza será inevitable. Para nuestras familias quizá se haga difícil aceptar que hemos elegido una crianza diferente a la que nos ofrecieron a nosotras, pero debemos recordarnos que se trata de nuestra experiencia y que nos pertenece a nosotras. Las abuelas y los abuelos ya tuvieron su oportunidad; ahora, nuestra forma de criar merece su respeto. Debemos entender que la protagonista de esta historia es la familia que hemos creado, y la familia extensa debe acompañarnos en el viaje de la forma que nosotras hemos elegido conscientemente. Si esto no se cumple, sentiremos rechazo hacia ciertos miembros de la familia. Establecer límites claros y seguros es clave para que la reestructuración familiar sea más fácil para nosotras. La madre deberá establecerlos ante su familia, y el padre o la pareja, ante la suya. No hacerlo puede ser motivo de conflictos importantes en la relación.

La madre de la madre

Cuando todo el mundo se olvida de ti, tú sigues siendo su prioridad. La abuela materna debería estar presente e intentar ayudar desde los cuidados más esenciales siempre que sea posible, por ejemplo, con la limpieza de la casa, cocinando comida nutritiva, dándote un masaje, un beso, cuidando de los hijos mayores cuando lo necesitas, sosteniendo tu llanto o escuchando tus miedos y tus sentimientos.

Las madres también necesitamos ser maternadas. Los nietos no deben invisibilizarnos. Porque, por encima de los nietos, estamos las hijas.

A veces, tendremos que hacer un duelo porque nuestra madre no ha sido suficientemente buena para nosotras. Repetir patrones puede ser nuestro miedo máximo, por lo que es interesante sanar nuestra propia experiencia para vivir una maternidad más libre y plena.

2.7.1 Visitas

Estamos acostumbradas a que, culturalmente, cuando nace un bebé, enseguida tenemos que ir a visitarle si conocemos a la familia. Se hace con las mejores intenciones, pero he de decir que no beneficia ni a la madre ni a su criatura. En un intento de ser amables, nos convertimos en un estorbo y una interferencia en uno de los momentos más vulnerables e íntimos que la familia vive. ¿Por qué esa necesidad de visitar a una mujer que acaba de dar a luz, que está removida y dolorida por la experiencia, y presentarnos allí para regalarle flores mientras ella intenta establecer una lactancia de un bebé al que aún no conoce? Ya habrá tiempo. Puedes mostrarle tu felicidad con una llamada telefónica, no es imprescindible acudir los primeros días, mejor esperar y darle el espacio necesario a la recién estrenada familia. El bebé no se irá, podremos conocerle más adelante, con más tranquilidad y mejor predisposición por parte de la madre.

Visitar a los recién nacidos es una costumbre poco recomendable y que, por suerte o desgracia, la pandemia nos enseñó a la fuerza que no se debía hacer. Los bebés son seres muy vulnerables y las personas que no sean sus padres no deberían cogerlos en brazos ni besarlos. La madre, además, se encuentra en pleno posparto, con los sentimientos a flor de piel y presa de un instinto salvaje de protección.

No visites a un recién nacido y a su recién nacida madre.

Espera y dales tiempo. Todo llega; los adultos podemos dejar nuestro ego a un lado y pensar en las necesidades reales de la nueva familia si realmente la queremos.

Diez recomendaciones para visitar a una recién estrenada madre

1. Nunca te presentes sin avisar, pregunta antes si puedes visitarlos y cuándo es mejor hacerlo.
2. Mejor espera unos días o unas semanas; da espacio a la familia en el periodo más vulnerable.
3. Cuando vayas, no te olvides de la madre. El recién nacido suele ser el foco de atención y es normal que nos sintamos atraídos por la criatura, pero la madre acaba de renacer y merece el protagonismo. Pregúntale cómo está, cómo se encuentra y qué necesita.
4. Lávate las manos al entrar siempre, la higiene de manos es la mejor prevención de enfermedades para el recién nacido.
5. No le des consejos de crianza ni lactancia si no te los pide.
6. No cojas al bebé en brazos a no ser que la madre te lo ofrezca directamente. Tampoco preguntes si puedes hacerlo, pondrás en un compromiso incómodo a la madre y probablemente no te guste su respuesta si es negativa.
7. No hagas visitas largas y nunca vayas después de las siete de la tarde, cuando empieza la hora bruja y la rutina de la noche.

8. Evita visitas multitudinarias, es una falta de respeto para la criatura, que necesita paz los primeros días.
9. No esperes nada de la visita. Puede que la madre y su bebé no tengan un día fácil. El inicio de la maternidad es duro. Apoya y escucha sin juzgar.
10. Si notas al bebé inquieto, mejor vete, no hagas pasar un mal rato a la madre y a su bebé. Se están conociendo y probablemente necesiten intimidad para establecer la lactancia durante los primeros días.

Diez ideas de regalos útiles que puedes hacer

Cuando nace una criatura, tenemos la costumbre cultural de hacer un regalo. Suelen ser para el bebé, y olvidamos que también ha nacido una nueva madre. Creo firmemente que los regalos deberían ir enfocados a las madres, pues, si las cuidamos a ellas, estamos cuidando a sus bebés.

Te doy algunas ideas:

1. Comida nutritiva para el posparto. Cubrir los primeros días para poder permitir a la madre alimentarse adecuadamente sin tener que preocuparse por algo tan básico y esencial. Ya sea en modo catering, cestas de comida o táperes.
2. Una revisión del suelo pélvico. Regalar un vale para el primer año con una buena especialista.
3. Una consulta a domicilio de lactancia materna con una matrona experta para resolver dudas o problemas relacionados con la lactancia o el puerperio.

4. Un fular de porteo para los primeros meses de vida o una mochila ergonómica evolutiva.
5. Ropa de lactancia bonita o un abrigo de porteo.
6. Un vale regalo para un masaje de espalda con una buena fisioterapeuta con caducidad larga.
7. Una sesión de fotografía en familia para guardar el recuerdo para siempre.
8. Una joya de leche materna o cordón umbilical.
9. Discos de lactancia de algodón y compresas de tela para el posparto.
10. Algún libro de posparto, crianza o lactancia materna.

LA EXPERIENCIA DE MÓNICA CON EL POSPARTO

Mónica acaba de tener a su segundo bebé; ha sido un parto fluido y fácil que le ha dejado muy buen sabor de boca. No ocurrió así con su primera hija, ya que, después de un parto difícil, el posparto fue muy duro y recibió poca comprensión y escaso apoyo externo. Lo pasó realmente mal intentando conseguir una lactancia materna exitosa mientras lidiaba con las visitas de familiares y amigos y los consejos no pedidos de crianza que recibía a menudo. Además, su pareja no fue capaz de poner límites para protegerla cuando ella lo necesitaba, lo que causó una importante crisis entre ellos.

Esta vez, Mónica lo tiene muy claro. Y por este motivo, ya desde el embarazo, ha informado a su entorno de cuáles son sus deseos y necesidades: solamente recibirá las visitas que a ella le apetezcan y cuando lo desee, y no quiere consejos no solicitados. Ha pedido, además, ayuda con el hogar y los cuidados de su hija mayor para así ella poder recuperarse bien y establecer la lactancia. Pero, sobre todo, respeto absoluto a sus necesidades en el posparto inmediato.

Cuando le dan el alta hospitalaria y puede volver a su casa, Mónica está impaciente para que su hija conozca a su hermano. La pequeña está eufórica y demandante de mamá, la ha echado mucho de menos. Mónica le pide a su pareja que se encargue de la pequeña mientras ella se centra en el bebé, pero necesita a su madre cerca para que los ayude con la logística del hogar durante los primeros días.

Su madre llega, le da un abrazo enorme y le pregunta cómo está. Mónica rompe a llorar, cuántas emociones, las hormonas a flor de piel... Se siente mal porque no puede atender a sus dos criaturas a la vez, tienen ritmos diferentes, el bebé la reclama, pero su hija mayor también la necesita. Y además, la casa, la ropa que se amontona, los platos para fregar... Siente que no llega a nada y está muy sensible.

—Respira, todo está bien. Los primeros días son pura revolución, pero poco a poco todo se irá recolocando. Tú solo tienes que descansar, dejarte cuidar y darte permiso para expresar cada emoción que sientas. Ahora mismo es lo único importante.

Mónica sigue los consejos de su madre, se va a la cama con su bebé, los dos desnudos piel con piel. El bebé succiona con fuerza, ella ni se había dado cuenta de que tenía una herida en el pezón, pero ahora que lo piensa siente dolor al amamantar desde el inicio. Enseguida llama a su matrona especialista en lactancia materna, la misma que la ayudó la primera vez. No quiere apurar la situación, realmente lo pasó mal con su hija mayor.

La matrona se acerca a su hogar y revisa a Mónica y a su bebé. Todo parece estar bien, aunque les corrige el agarre y la postura. Ella nota mucha mejoría, tiene que volver a aprender a dar el pecho a un bebé tan pequeñito, ya no se acordaba. La matrona le da unos consejos y se despide, seguirán en contacto vía telefónica.

Al marcharse la matrona, la madre de Mónica entra en la habitación y se la encuentra durmiendo plácidamente con su bebé. Le deja una nota: «Cariño, tenéis la comida y la cena preparadas en la cocina. He puesto una lavadora, he tendido la ropa, he aspirado y he fregado el suelo. Volveré mañana; si necesitas cualquier cosa, me llamas. Eres una madre maravillosa, te admiro y me emociona verte criar a mis nietos con tanta devoción y amor. Os quiero».

Al despertar, Mónica encuentra el papelito y se emociona; justo las palabras que necesitaba leer. Ya han vuelto del parque su hija y su pareja. Comen juntos y después reciben una llamada que atiende su pareja; son sus tíos, que quieren conocer al recién nacido y llevarle un regalo esa misma tarde. Parece que no entendieron sus indicaciones durante el embarazo, pero su pareja responde con amabilidad:

—Queridos tíos, Mónica aún no se siente preparada para recibir visitas; tan pronto se encuentre mejor, os avisamos para poder vernos. Gracias por pensar en nosotros.

Al colgar, Mónica se acerca a su pareja y le besa y le da las gracias. Se sienta y cierra los ojos en el sofá abrazada a sus dos pequeños; siente alivio y paz. En realidad, esto es todo lo que necesita ahora. La familia ha crecido y precisan espacio, tiempo y tranquilidad para que todo se vaya recolocando en su lugar.

Esta vez parece ser que sus seres allegados han comprendido la manera en que necesitaba ser protegida en este momento de tanta vulnerabilidad y se siente enormemente agradecida.

3

Necesidades del recién nacido

3.1 Qué necesitan los bebés

La respuesta es muy simple: a su madre. Mamá lo es todo. Es todo lo que conocen, y el cuerpo de mamá es paz, tranquilidad, confianza y amor.

Si ellos pudieran elegir o hablar, te dirían que no quieren ni pueden separarse de ti. Y no es una cuestión de capricho, sino una necesidad básica de supervivencia. El primer vínculo se establece con la madre siempre. Porque es la madre quien nos gesta, y el vínculo comienza dentro del útero. Cuando nace la criatura, somos la única persona en el mundo que conoce. Por este motivo, madre y bebé tienen una conexión única y especial.

Hola, mamá:

Quiero decirte que me encanta estar contigo. Me siento a salvo cuando estoy junto a ti. Para mí, tú eres mi universo. Tu olor, tu voz, el calor que desprende tu cuerpo, el sonido de tu corazón debajo de la piel de tu pecho... me transmiten paz. Viviría encima de ti. Sé que a veces te gustaría un poco de tregua, pero tengo miedo cuando me separo de ti, aunque sea poco rato. Es algo que no puedo controlar. Siento terror, siento que me falta el aire. Y lloro fuerte para que me escuches y para que me tomes en brazos de nuevo. No lo hago para molestar. Es una necesidad que no puedo explicarte.

Me parece que mi vida no tiene sentido si no es a tu lado. Ojalá pudiera contarte con palabras la paz y el amor que me envuelven mientras duermo sobre ti. De día y de noche. Especialmente la oscuridad de la noche me da miedo, y no quiero estar solo. ¿Y si me pasa algo? Yo solo no puedo defenderme, no puedo moverme de forma autónoma aún. Te necesito tanto... Pero iré creciendo. Y poco a poco te necesitaré menos. Por favor, no me obligues a madurar cuando todavía no estoy preparado. Acompáñame siempre respetando mis tiempos y mis necesidades.

Eres mi mundo, mamá. Eres la mejor madre que podría tener. Gracias por cuidarme con todo el amor que puedes darme.

Su vida no tiene sentido sin tocar, oler, sentir y ver a mamá. La ciencia ha demostrado que el contacto madre-bebé estabiliza las constantes vitales de la criatura. Solamente el cuerpo de la madre es capaz de regular sus funciones vitales y hormonales. Se produce una sincronización perfecta y mágica.

Cuando el bebé está en contacto con la madre, su cerebro libera endorfinas y oxitocina. Su cuerpo entra en un estado de paz y bienestar. Su mundo está completo con algo tan simple como es el contacto con mamá.

¿Cogerle en brazos le malacostumbra?

Coge a tu cría en brazos. Siempre. Tanto como puedas y desees. Cógela y abrázala. Bésala mientras la meces en tus brazos. Cántale, dile que la amas. Mírala a los ojos de cerca, acaríciala. Cógela a todas horas, de día y de noche.

Mantén a tu bebé cerca de tu cuerpo calentito. No dejes que llore por falta de brazos. La calma que tu cuerpo le transmite le ayuda a armonizar su respiración, su frecuencia cardiaca y su frecuencia respiratoria. Tenerle calmado junto a ti le permite metabolizar mejor la glucosa. No separarte de tu cría os ayuda a establecer un vínculo seguro. El piel con piel, oler y sentir su cuerpo junto al tuyo, hará que produzcas más oxitocina, la hormona del amor. Y así la lactancia tiene más probabilidades de éxito. Y te enamorarás locamente de ese pequeño ser. Cógele en brazos sin miedo. Que se acostumbre a ser amado, a ser sostenido. Que se acostumbre a que sus necesidades serán cubiertas siempre por ti, a sentirse protegido y tranquilo. Que sepa que estar contigo es hogar, paz. Cógele en brazos y responde siempre a sus llamadas para que su pequeño cerebro pueda desarrollarse bien, sin estrés ni cortisol que le dañen.

Si quieres que el día de mañana venga a buscarte cuando tenga un problema, si quieres que cuando sea mayor sepa que, pase lo que pase, tú estarás allí y responderás a sus llamadas y necesidades, si quieres que en el futuro sea una persona capaz de amar y sostener a los demás, primero tiene que haberlo sido él. Así que no tengas miedo de dar lo que espera. Que se acostumbre al amor es la única forma de tener adultos capaces de amar en el futuro.

Si el recién nacido se siente en paz y confianza, su cerebro se desarrolla en armonía. Recuerda que los bebés nacen con un cerebro muy inmaduro y que el mejor estímulo es la voz, el contacto y el tacto de mamá. Permítete este placer. Porque estos instantes no vuelven y son efímeros.

Un bebé no puede ser autónomo

Nacemos con un cerebro de apenas 350 gramos que durante el primer año de vida duplica su peso y a los dos años lo triplica. Cada día se producen miles de nuevas conexiones neuronales en un cerebro que se desarrolla día y noche, en reposo, durante el sueño y en activo.

Los bebés nacen muy inmaduros. Y no podemos forzar una autonomía en su alimentación, su sueño, su movimiento o su control de esfínteres cuando los adultos creemos oportuno, sino que la criatura los llevará a cabo cuando esté madurativamente preparada.

Así de simple: no nos manipulan, no nos quieren fastidiar. Nos necesitan y es una cuestión de supervivencia.

El funcionamiento cerebral se entiende mediante la interacción del cerebro primitivo (actividades básicas como comer o dormir), el emocional y el racional. Este último necesita que el cerebro emocional haya estado meticulosamente cuidado y amado para que el desarrollo de la capacidad intelectual sea pleno.

Cuando los adultos nos empeñamos en forzar procesos madurativos y bebés autónomos, lo hacemos a costa de daños cerebrales. Porque un bebé no entiende de autonomía e independencia, nos necesita en cuerpo y alma. Necesitan ser dependientes y tener cubiertas sus necesidades básicas, pero también de apego, amor y vínculo para que el día de mañana sean independientes.

Si no cubrimos todas sus necesidades y respondemos a ellas, dejan de reclamar atención a través de la indefensión aprendida. No es que se conviertan en bebés autónomos, sino que dejan de pedir ayuda porque han entendido que sus figuras de apego no responderán a sus llamadas.

Dejemos a los bebés ser bebés. Lo normal es que nos necesiten. De día y de noche. Necesitan cuerpo y presencia, necesitan notarnos cerca y sentirse protegidos. Y a los adultos nos toca atenderlos como merecen porque de ello depende su neurodesarrollo, su autoestima y su futuro.

Te prometo que un día será autónomo, pero todo a su tiempo.

Los bebés son criaturas hermosas y adorables que también tienen derechos. Y además son personitas vulnerables que aún no conocen los límites corporales ni pueden consentir.

La consciencia corporal está fusionada con la madre, los límites son los del cuerpo de la madre, perfectamente delimitados para cada bebé. Lo que hay más allá es incierto, desconocido para ellos e incluso incomprensible. De hecho, desconocen que son un ser independiente de la madre hasta que tienen nueve meses; hasta entonces, piensan que están fusionados a ella. Por ello, las figuras de apego debemos cuidar y proteger a nuestros bebés. Que seamos nosotros quienes cambiamos el pañal como acto íntimo que es o que pongamos voz a lo que sabemos que les podría gustar o no. Ser su voz y consentimiento explícito cuando permitimos lo que sí les cuida. Y digo «explícito» porque es el único consentimiento válido. De modo que lo que no le harías o dirías a otro adulto no se lo hagas o se lo digas a un bebé. La mejor forma de enseñarle a poner límites sobre su cuerpo eres tú enseñándole a ponerlos cuando él aún no tiene voz o conciencia de ello. Hazlo sin miedo a quedar mal con los demás, porque lo que realmente importa no es la opinión de otros adultos, sino que puedas protegerle como ser dependiente que es.

Diez sugerencias para interactuar con un bebé desde el respeto cuando no eres su figura de apego principal

1. Nunca cogeremos a un bebé en brazos si no se nos ha pedido expresamente hacerlo por parte de sus referentes. Puede ser muy violento para el bebé y para su madre.
2. Lávate las manos antes de cogerle.
3. Observa su lenguaje corporal, pues el bebé expresa perfectamente cómo se siente. Si está a gusto, no intervengas y respeta su espacio. Si está a disgusto o no se siente cómodo, te lo hará saber y es mejor devolverlo a sus referentes sin dilatación.
4. Trátale como a una persona con derechos. Los bebés no son muñecos ni trofeos. Pídele siempre permiso.
5. Si se aparta o no se lanza a tus brazos cuando estás frente a él, te está diciendo que no. Los bebés pueden indicar sus preferencias a partir de los cuatro o seis meses, a veces, incluso antes.
6. Asegúrate de que si el bebé está en tus brazos tenga siempre visibilidad para saber dónde están sus referentes.
7. Explícale cualquier acción que vayas a hacer. Anticipa y ofrece.

8. Modera tu tono de voz. A los bebés les gustan los sonidos suaves, las palabras dulces y el amor en el habla.
9. Cuida las palabras que utilizas, las bromas o el humor. La madre te estará observando y no sabes cómo está lidiando con el posparto.
10. Si el bebé muestra señales de hambre o sueño, entrégalo a la madre para que pueda satisfacer sus necesidades.

3.2 Qué es normal y qué es motivo de consulta

El recién nacido es un pequeño ser al que tenemos que ir conociendo poco a poco. Es normal que al principio nos sintamos abrumadas y temamos no ser capaces de identificar lo que puede ser normal o no en su desarrollo.

Elegir pediatra

- El pediatra, médico especialista en infancia y adolescencia, será el profesional que cuidará de la salud, la prevención de enfermedades y las patologías de tu criatura durante toda su infancia.
- Por este motivo es tan importante elegir un pediatra actualizado que trabaje según la evidencia científica actual y el respeto a las necesidades de las criaturas. Una persona capaz de individualizar cuidados y no

únicamente seguir protocolos, alineada con nuestra forma de ver la crianza y la maternidad.

- Establecer un vínculo de confianza y seguridad con tu pediatra es determinante para el bienestar de la familia y, en especial, de la criatura.
- El pediatra debe ser una persona amorosa, empática, respetuosa y carismática para poder ganarse la confianza y el amor de tu bebé.

3.2.1 Aspectos físicos

En la cabecita de los recién nacidos apreciamos unas suturas; cuando varias de ellas confluyen es lo que se denomina «fontanela». Son seis, y las más relevantes a nivel clínico son la anterior y la posterior.

Esta separación fisiológica de los huesos de la cabecita del bebé ocurre por dos motivos importantes. El primero es facilitar el nacimiento. Durante el proceso del parto la cabeza se adapta a la pelvis de la madre amoldando y acabalgando los huesos del cráneo, motivo por el cual los recién nacidos tienen la cabeza apepinada durante las primeras horas de vida. El segundo, para que el cerebro pueda crecer. Nacemos con un 25 por ciento del cerebro adulto, es decir, muy inmaduro, por lo que los primeros años son fundamentales para el neurodesarrollo. Si las suturas estuvieran cerradas, el cerebro no podría crecer bien.

Las fontanelas se cierran solas de forma fisiológica. La posterior lo suele hacer durante el segundo o el tercer mes de vida, mientras que la anterior lo hará antes de los dos años.

Plagiocefalia postural

- Se trata de la deformidad de la cabeza del bebé causada por permanecer apoyada durante muchas horas al día de una determinada forma.
- La mayoría de los bebés mejoran con medidas posturales y rehabilitación en un periodo de dos o tres meses.
- Si el problema no mejora, el siguiente paso es utilizar un casco. En casos muy poco frecuentes, puede ser necesario recurrir a la cirugía.
- La mejor prevención consiste en evitar que las criaturas pasen largos ratos en superficies planas o inanimadas como la cuna, la hamaca o el carrito. El porteo ergonómico, además de facilitar el contacto con las figuras de apego, permite el desarrollo óptimo de su cabeza.

Los estornudos frecuentes son también habituales durante los primeros días, de modo que no te asustes, pues no se trata de un resfriado, sino de un mecanismo fisiológico para limpiar sus vías respiratorias.

La piel de recién nacido es muy fina y delicada, y suele descamarse durante los primeros días. También puede aparecer acné neonatal en la cara a partir de los quince días del nacimiento.

Diez cosas que quizá no sabías de la vérnix caseosa

1. Es una sustancia blanquecina y mantecosa que cubre al bebé dentro del útero y se aprecia en su piel cuando nace.
2. Está formada por agua, grasa y proteínas.
3. Comienza a formarse entre la semana 18 y 20 de gestación.
4. Protege la piel del bebé de la humedad e infecciones dentro del útero.
5. Su producción disminuye en la semana 36 y suele desaparecer hacia las 41 semanas.
6. Cuanto más prematuro sea un bebé, más vérnix presentará en su piel.
7. Una vez nacido el bebé, la vérnix le sigue protegiendo de infecciones, le ayuda a regular su temperatura corporal y a mantener la hidratación y la elasticidad corporal.
8. Es importante no lavar al bebé nada más nacer. Hacerlo implica eliminar la protección natural de su piel y exponerlo a un mayor riesgo de infecciones e hipotermia.
9. También le protege frente al estrés oxidativo del nacimiento y frente a las radiaciones ultravioletas de la luz solar, gracias a la melanina que contiene.
10. La vérnix se absorbe sola.

Otro aspecto importante de la piel que hay que tener en cuenta es el color. Alrededor del 50 por ciento de los recién nacidos experimentan ictericia neonatal, es decir, la coloración amarillenta de la piel y las mucosas debido a los altos niveles de bilirrubina en sangre. Se trata de una condición fisiológica cuando aparece a partir de las 24-48 horas después del nacimiento y suele desaparecer entre los diez y doce días de vida. La ictericia patológica es la que se manifiesta durante las primeras 24 horas de vida, tarda más en desaparecer y precisa tratamiento.

El 70 por ciento de las criaturas experimenta una inflamación de la glándula mamaria debido a los estrógenos provenientes de la madre, que reciben a través de la placenta. Es algo totalmente fisiológico y desaparece por sí mismo.

3.2.2 Pérdida de peso

Los bebés nacen con un peso que, de forma fisiológica, baja durante los primeros tres días. La criatura empieza a recuperar el peso de nacimiento hacia el quinto día y, en torno al decimoquinto día, lo recupera totalmente.

Algunos bebés suelen tener más dificultades para restablecer el peso que tuvieron al nacer. Debemos estar atentos cuando la pérdida es superior al 7 por ciento y actuar rápido si observamos una pérdida de más del 10 por ciento.

Las causas de la pérdida de peso excesiva pueden ser:

- Parto medicalizado en el que la madre ha recibido mucho líquido intravenoso.
- Succión inmadura.
- Mala posición o agarre.
- Frenillo lingual corto limitante.
- Restricción de tomas u horarios.
- Interferencias como chupete, infusiones, agua…
- Problemas de salud de la madre como hipotiroidismo, hipoplasia mamaria, retención placentaria en el parto, hemorragia posparto grave, síndrome de ovarios poliquísticos, obesidad o diabetes *mellitus.*
- Enfermedades metabólicas del bebé o infección de orina.

Es importante identificar y tratar el problema real cuando vemos poca ganancia o pérdida de peso y no limitarnos simplemente a suplementar a la criatura. El suplemento es un parche, necesario muchas veces, pero no es la solución. Si no encontramos la causa, la lactancia mixta se prolonga e incluso puede acabar desplazando a la lactancia materna o en un destete precoz.

Ganancia de peso normal

- Habitualmente, el bebé recupera el peso de nacimiento durante los primeros quince días de vida.
- En el primer mes ganan unos 20-30 gramos diarios, con una ganancia mínima este primer mes de 500 gramos.
- A partir del segundo mes, la ganancia de peso se sitúa entre 100 y 200 gramos semanales.
- Del cuarto al sexto mes la ganancia semanal es de entre 80 y 150 gramos semanales, y suelen haber duplicado su peso de nacimiento al cumplir seis meses.

Hay que recordar que la suplementación no necesariamente debe ser con leche de fórmula; puede ser con la propia leche de la madre extraída o con leche de una donante. Lo importante siempre es buscar ayuda de una buena experta: matronas, enfermeras o pediatras actualizadas que estén especializadas universitariamente en lactancia materna o consultoras de lactancia certificadas (IBCLC).

Deshidratación del bebé

Se trata de un trastorno hidroelectrolítico que se presenta cuando el bebé no ingiere la cantidad necesaria de leche. Entre sus señales se incluyen:

- El bebé no orina o moja pocos pañales o deja manchas naranjas en el pañal.*
- Tiene los labios, la boca y la piel secos.
- Tiene febrícula.
- Está adormilado.
- La fontanela de la parte superior está hundida.
- La pérdida de peso es superior al 10 por ciento.

Esta situación requiere de atención urgente por parte de los profesionales de la salud.

* Las manchas naranjas en el pañal del bebé, que parecen arena una vez secas, son sales de uratos, algo totalmente normal en los recién nacidos hasta la primera semana de vida. Si aparecen posteriormente o junto con los demás síntomas, se debe valorar si la criatura se está hidratando de manera adecuada.

3.2.3 Crisis de lactancia

Los bebés suelen mamar de ocho a doce veces al día. Es habitual que durante el día duerman más horas seguidas que durante la noche. Esto es especialmente importante para el mantenimiento y el éxito de la lactancia, pues por la noche es cuando tenemos el pico más alto de prolactina, la hormona encargada de producir la leche materna. Los bebés necesitan entonces estimular más el pecho para garantizar así una buena producción.

Cada cierto tiempo, los bebés necesitan aumentar la producción de leche, puesto que sus necesidades nutricionales se incrementan a medida que van creciendo. Por ello, se produce una mayor demanda de succión que ocasiona una cierta irritabilidad en el pecho. Es lo que llamamos «crisis de lactancia» o «brotes de crecimiento».

Brotes de crecimiento

- Entre los quince y veinte días se experimenta la primera crisis. El bebé necesita mamar de forma continuada y no quiere dejar el pecho. Si lo deja, llora. Puede que regurgite leche, pero aun así sigue mamando.
- A las seis o siete semanas, llega la segunda crisis. La criatura aumenta de nuevo la demanda y se muestra inquieta e irritable en el pecho, e incluso arquea la espalda o tensa las piernas.
- Aproximadamente a los tres meses, sobreviene la crisis más importante y compleja. El sistema de producción de leche sufre grandes cambios en este momento. La eyección de la leche se producirá a los dos minutos de succionar porque la producción se ha regulado. Al principio, puede que esto no le guste a la criatura, dado que debe esperar un rato para conseguir la leche que antes salía de forma inmediata, y es posible que llore en el pecho. Esto puede confundir a la madre al pensar que su producción ha disminuido y, además, porque sus pechos están más blandos a partir de este momento. Esta crisis puede desencadenar un abandono precoz de la lactancia en madres que desconocen esta información.

- Al año de vida, la demanda aumenta de nuevo y se mezcla con que las criaturas suelen aún comer pocos sólidos. Algunos profesionales desactualizados pueden recomendar reducir las tomas de leche para aumentar los sólidos. Esto es un error, pues la lactancia confiere innumerables beneficios, y de los quince meses en adelante el interés por la comida sólida vuelve a aumentar por sí solo.
- A los dos años, el bebé padece una crisis de autoafirmación. Empieza a desarrollar sus capacidades para ser un ser independiente en muchos aspectos, pero en otros muchos todavía no se ve capaz. Y para sentirse seguro recurre de forma intensa y demandante al pecho de mamá.

3.2.4 La hora bruja

Los bebés son como esponjas, capaces de absorber todos los estímulos que ocurren a su alrededor. Esto es importante para su desarrollo, pero a la vez muy estresante para ellos, especialmente cuando se exponen a un exceso de estímulos.

Cada día a partir de las siete de la tarde, aproximadamente, el bebé empieza a mostrarse inquieto, irritable e incluso puede llorar sin consuelo sin que haya una causa conocida. Esto es fruto del cansancio y la saturación de estímulos que ha recibido; es lo que llamamos «la hora bruja».

Se percibe como un dolor abdominal, dado que el bebé llora y se retuerce e incluso aparecen gases, pero estos suelen ser consecuencia de tragar aire cuando lloran desconsoladamente, creando así una cadena difícil de gestionar por parte de los padres.

Los bebés necesitan mucha paz y tranquilidad los primeros meses. Vienen del vientre materno, y la adaptación a la vida extrauterina debería ser suave y paulatina. El exceso de visitas, salidas, ruidos, personas, el estrés de la madre o del entorno pueden afectarles negativamente y agravar esta situación.

Algunas recomendaciones:

- Intenta tener días tranquilos y con pocos estímulos.
- Nunca más de una visita al día.
- Evita las salidas a partir de las siete de la tarde durante los primeros meses.
- Establece rutinas nocturnas que le aporten paz.
- Procura seguir sus ritmos. Normalmente a esta hora les va genial un baño caliente para rebajar el estrés, un masaje, la teta o el biberón, y a dormir.

Esta situación suele mejorar con los meses. Poco a poco van madurando y aceptando más estímulos.

3.3 Cólicos del lactante

Se trata de episodios de llantos incontrolables y recurrentes de causa desconocida durante los primeros meses. Aparecen en torno a los quince días de vida y desaparecen a los cuatro meses, aproximadamente. Se cree que pueden ser debidos al exceso de estímulos, al cansancio, a los cambios de rutina y a la inmadurez del sistema digestivo. Es un trastorno benigno que desaparece por sí solo, pero si el llanto es muy frecuente y ocurre varias veces al día, acude a tu pediatra para descartar que el bebé sea alérgico a la proteína de la leche de vaca o para averiguar si manifiesta ese malestar continuo por otras causas.

Algunos consejos:

- Porteo.
- Pecho a demanda.
- Osteopatía y fisioterapia pediátrica especializada.

3.4 Higiene del bebé

Como ya he dicho, la piel de los bebés es muy delicada, por lo que debemos prestar mucha atención a lo que ponemos en ella. La zona del pañal es especialmente sensible, por eso se recomienda mantener los pañales limpios y secos, limpiar la zona genital, o bien solo con agua del grifo, o bien con una esponja natural o paños de algodón reutilizables, y secarla con una toalla de algodón.

Procura evitar o minimizar el uso de toallitas comerciales, son muy irritantes. Durante los primeros meses el jabón es totalmente prescindible, pues hace que la piel pierda los aceites naturales que la protegen. Conviene no usar los polvos de talco: el bebé puede inhalarlos y son tóxicos.

Utiliza pañales de tela o pañales de un solo uso de fibras naturales y libres de tóxicos. También puedes optar por no usarlos, un método de higiene natural infantil en el que se observan mejor las señales que emite el bebé a la hora de eliminar la orina o las heces. Este sistema requiere de una comunicación atenta y una conexión íntima entre los cuidadores y la criatura.

El cuidado del cordón umbilical

El cordón umbilical une a la madre y al bebé durante la gestación. Al finalizar la función placentaria, se puede cortar con material estéril y pinzar con un cordonete, una goma o una pinza.

Es importante mantener una higiene y un cuidado óptimos de la zona para facilitar la cicatrización y evitar infecciones. Actualmente se recomienda:

- Limpiar el área en torno al cordón con agua y jabón neutro.
- Secar bien.
- Dejar al aire, evitar que el pañal lo tape.

No se aconsejan ni productos antisépticos ni antibióticos locales en países desarrollados donde existe una buena higiene y atención neonatal. De hecho, la evidencia científica muestra que usar estos productos de forma rutinaria no mejora la cicatrización y puede retrasar la caída del cordón.
Signos de alarma por los que debemos consultar:

- Enrojecimiento o inflamación.
- Secreción maloliente.
- Sangrado abundante.

Habitualmente, el cordón se desprende entre el quinto y el decimoquinto día de vida. A veces sucede antes o después, y puede considerarse normal también.

Para el baño, se aconseja usar solo agua durante los primeros meses para preservar al máximo la microbiota bacteriana de la piel, que le protege de infecciones. Se puede bañar al bebé cada día o cuando creamos necesario. Depende mucho de si el baño es un momento agradable o no para la criatura.

En caso de querer hidratarle la piel, es mejor utilizar aceites lo más naturales posible, como, por ejemplo, aceite de oliva, de coco, de almendras o de caléndula.

Debemos tener cuidado con los perfumes o lociones perfumadas. El olfato es uno de los sentidos más desarrollados de los bebés y cualquier olor puede interferir en el reconocimiento del olor de su madre.

A medida que la criatura crece y empieza a pasar más rato en el suelo, a explorar, a ensuciarse o a comer sólidos, podemos introducir el jabón.

Higiene del prepucio

- Los bebés tienen el prepucio adherido al glande para protegerlo.
- Está totalmente desaconsejado bajar la piel del bebé.
- Es suficiente con lavar el pene con agua y jabón sin retirar ni forzar el prepucio.
- La fimosis fisiológica se suele resolver por sí sola con los años.
- Durante la etapa fálica, que ocurre entre los tres y los seis años, las criaturas descubren sus genitales y los exploran. Esto facilita que la piel del prepucio vaya cediendo al ritmo de esa exploración.
- En caso de fimosis no resuelta, los especialistas no recomiendan intervenir hasta los ocho años.
- Sería motivo de preocupación si se presentan infecciones de repetición. En este caso, el pediatra indicaría primero medidas locales con cremas específicas de corticoides y, de no resolverse con el abordaje más convencional, cirugía.

No se recomiendan cremas solares en verano en menores de seis meses. Podemos exponerlos al sol a primera hora de la mañana o última de la tarde para dar un paseo, ya que la vitamina D es imprescindible para su salud. Si salimos en horas punta, hay que tener cuidado con la exposición solar y utilizar protección física. A partir de los seis meses, podemos aplicar crema solar de protección 50. Recomiendo utilizar cosmética ecológica y respetuosa con la piel de la criatura, de filtros minerales sin nanopartículas, para que no penetren en su piel. Igualmente, se deben evitar las horas punta de sol en verano.

Costra láctea

- Se trata de una capa amarillenta de escamas que salen en el cuero cabelludo o en la piel del bebé sano.
- Esta dermatitis seborreica estimulada por las hormonas maternas que recibe el bebé al nacer produce estas costras, que irán desapareciendo de forma natural con el crecimiento de la criatura.
- No es necesario hacer nada, pero si las costras son muy gruesas o molestas, podemos ablandarlas una media hora antes del baño aplicando algún aceite natural en cantidad abundante. Una vez dentro de la bañera y con el agua caliente, si frotamos suavemente su cabecita, se irán cayendo.
- Es probable que vuelva a salir, y esto es totalmente normal.
- Sería motivo de preocupación y consulta si la costra se infecta, se enrojece o se inflama.

3.5 La succión emocional

No, no te utiliza de chupete: la teta estaba antes de cualquier artilugio que haya sido inventado para sustituirla.

La succión emocional, no nutritiva o placentera, tiene gran importancia, tanto o más que la succión nutritiva. Debemos entender que la teta es mucho más que alimento. Los bebés no succionan solamente para comer, succionan para buscar refugio, tranquilidad, calma y seguridad o para dormir.

Teta analgesia

¿Sabías que está demostrando científicamente que dar el pecho al bebé durante procedimientos dolorosos reduce la percepción del dolor?

Pues sí. Poner a nuestra criatura al pecho antes de realizar un procedimiento doloroso reduce el cortisol en sangre, disminuye las alteraciones en el ritmo cardiaco, supone una menor alteración de los niveles de saturación de oxígeno en sangre y calma el llanto.

La OMS recomienda utilizar la lactancia materna como método analgésico para los bebés. Y es un derecho de la criatura ser acompañado por su madre o figuras de apego primarias durante los procedimientos invasivos, así como recibir cuidados basados en la evidencia científica y analgesia para el dolor. Los procedimientos invasivos que se realizan durante el periodo crítico del neurodesarrollo tienen efectos a corto y largo plazo, incluso pueden persistir en la vida adulta. El dolor en la vida temprana de la criatura afecta a su sistema neurosensorial, cognitivo y conductual. Por este motivo, es determinante procurar analgesia cuando hay dolor y no infravalorar los procedimientos rutinarios que lo producen, como, entre otros, la administración de la vitamina K intramuscular, la prueba del talón y las vacunas.

Si tu profesional de referencia no te lo propone, hazlo tú. Tu criatura merece los mejores cuidados y atención, y no necesitas permiso de nadie. Tu bebé, tus reglas.

La última revisión Cochrane de Shah y otros colegas, publicada en 2023, concluye que dar el pecho durante estos procedimientos se asocia a una frecuencia cardiaca más estable, menor duración del llanto y menor puntuación en las escalas del dolor en comparación con no hacer nada.[10]

La succión no nutritiva es fundamental para el desarrollo neurológico del bebé. Sabemos que es necesaria y debe satisfacerse, ya sea, o bien con la teta a través de la lactancia a demanda, o bien con un sustituto de la teta como el chupete.

10. Shah, P. S., R. Torgalkar y V. S. Shah, «Breastfeeding or breast milk for procedural pain in neonates», Cochrane Database of Systematic Reviews, 2023, n.º 8, art. n.º CD004950. doi: 10.1002/14651858.CD004950.pub4.

¿Chupete sí o no?

El chupete es un objeto que se da a los bebés para chupar, pues es un sustituto del pecho materno. Sirve para calmar y satisfacer la succión no nutritiva.
Se estima que más del 80 por ciento de las criaturas usan chupete durante la primera infancia.

Pero ¿cuáles son sus beneficios?

- Factor protector frente a muerte súbita en bebés que son alimentados con biberón.
- Factor analgésico y calmante durante procedimientos invasivos o situaciones estresantes, en caso de no poder ofrecer pecho.

¿Cuáles son los riesgos?

- Malformaciones bucodentales.
- Abandono precoz de la lactancia materna.
- Mayor riesgo de otitis media.
- Dificultades en el habla.
- Accidentes.
- Deglución atípica.
- Asociación con el hábito tabáquico en la adolescencia y la edad adulta cuando se usa más allá de los veinticuatro meses, según un estudio de Ferreira y otros colegas.[11]

11. Ferreira, H. R., E. F. Rosa, J. L., Antunes, D. A. Duarte, J. C. Imparato, C. M. Pannuti y F. M. Mendes, «Prolonged pacifier use during infancy and smoking initiation in adolescence: evidence from a historical cohort stu-

¿Es necesario?

No lo es en bebés alimentados con lactancia materna a demanda, y sí lo es en bebés alimentados con leche de fórmula y biberón.

¿Por qué?

Porque la lactancia materna a demanda protege frente al síndrome de muerte súbita del lactante. Es importante respetar todos los tipos de succión (nutritiva y emocional). En los bebés alimentados con biberón, es necesaria asimismo la succión emocional, que protege frente al síndrome de muerte súbita y que el bebé solo puede obtener succionando un chupete.
En pequeños alimentados con lactancia materna, a veces también puede ser recomendable introducir un chupete. Por ejemplo, cuando el trabajo obliga a la madre a permanecer muchas horas separada de la criatura.

¿Y cómo elegimos un buen chupete en caso de querer ofrecerlo?

- Tetinas fisiológicas de silicona en forma de gota y simétricas por ambas caras. Evita las tetinas tipo bola, ya que favorecen alteraciones del paladar.
- Base estrecha para que no separe mucho los dientes.

---

dy», *European Addiction Research*, 2015, n.º 21(1), pp. 33-38. doi: 10.1159/000365351. Epub 28 de octubre de 2014. PMID: 25358513.

- Consistencia flexible y blanda.
- Escudo suficientemente grande para que no entre en la boca de la criatura y ventilado.
- No se recomienda aumentar el tamaño del chupete a medida que el bebé crece. Utilizar talla 0-6 siempre.

Entonces, ¿es bueno o malo?

Pues no hay respuesta única. Cada familia tiene que valorar los pros y los contras de ofrecer chupete o no según sus circunstancias personales.
Debemos tener en cuenta que, si ofrecemos un chupete, se recomienda hacerlo una vez que la lactancia está instaurada (no antes del mes de vida) y retirar entre los doce y veinticuatro meses, según la Sociedad Española de Odontopediatría. Eso sí, esterilizar antes del primer uso, lavar con agua y jabón a diario, y evitar los sujetachupetes por el riesgo que suponen.

Para distinguir un tipo de succión de otro:

- Succión nutritiva: es la que se utiliza para comer. Son succiones largas, rítmicas y profundas. Se oye tragar a la criatura.
- Succión de nutrición emocional: son succiones más cortas y seguidas con movimientos de lengua rápidos.

Cuando el bebé empieza a mamar, utiliza también la succión no nutritiva para estimular el reflejo de eyección. Vemos asimismo ese patrón de succión no nutritiva cuando duermen en el pecho. Las criaturas van acumulando pequeñas cantidades de leche en la boca y la tragan mientras duermen. Este es uno de los beneficios de no poner chupete a los bebés a los que les cuesta ganar peso, pues la succión que hacen en el chupete es succión que pierden en el pecho y, por lo tanto, de ingerir. Las tomas pueden ser largas, y es algo normal, especialmente durante el primer mes. Se recomienda no sacar el pecho de la boca del bebé hasta que este lo suelta por sí solo, así sabremos que ha finalizado la toma y la succión emocional que necesita.

LA EXPERIENCIA DE LOLA

Hace un mes que Lola ha tenido a su primera hija. «Madre mía, qué intensa es la maternidad», piensa. Se siente realmente desbordada, le gustaría poder hacer cosas, pero se encuentra con un bebé que no tolera ni la cuna, ni la hamaca, ni el carrito de paseo. Está desesperada, esto no es lo que imaginaba. Su pareja trabaja mucho, su familia vive lejos y no tiene amigas que hayan tenido hijos aún ni referentes.

La situación la está sobrepasando. Ni siquiera puede ducharse ni prepararse la comida, y mucho menos salir a dar un paseo sola. A veces llora. ¿Por qué nadie le ha contado esto? Ama a su bebé, pero cree que está haciendo algo muy mal porque solo quiere estar en sus brazos.

Lola recibe un día la visita de una vecina mayor que le lleva un pastel para merendar. Le advierte que se está equivocando, que no puede dejar que la criatura la utilice de chupete como hace, que los bebés necesitan horarios de tomas y de sueño, y que además la está malacostumbrando a los brazos y ya le ha tomado el pelo. «Hazme caso, que yo he tenido cuatro hijos y sé de lo que hablo», le dice.

Al irse la vecina, Lola estalla en llanto. No la han enseñado a maternar, no tiene a nadie cerca a quien preguntar. Se siente juzgada por los demás y muy sola. No entiende qué está pasando, qué es lo que hace mal y por qué su bebé la necesita tanto. En realidad, a ella le encanta tenerla en brazos, pero se siente muy culpable. Piensa que quizá la vecina tenga razón y su bebé la esté manipulando. Tal vez debería dejar que llore y acostumbrarla al chupete y a menos brazos, pero solo de pensar en ello se le rompe el alma.

Lola decide buscar ayuda. Encuentra cerca de su casa un grupo de crianza y entra a pedir información. Ve a varias madres sentadas en el suelo con sus respectivos bebés, de todas las edades. El grupo está dirigido por una psicóloga perinatal que la invita a sentarse. Lola acepta, y su pequeña criatura enseguida le demanda pecho. Ella, algo avergonzada, le da de comer un poco a escondidas. Al alzar la mirada ve que otras madres están dando el pecho sin pudor y le dedican una sonrisa. Se siente a gusto y bienvenida en este lugar.

La psicóloga le pregunta cómo se encuentra y Lola

rompe a llorar. Ni siquiera sabe bien qué le pasa, pero todas sus emociones están saliendo justo en este momento. Cuando consigue calmarse, responde:

—Me siento sola, incomprendida y desbordada. Y muy culpable por sentirme así. Me han dicho que mi bebé me manipula, Que solo quiere estar conmigo, que me utiliza de chupete, y yo no sé si esto es normal o realmente he hecho algo mal.

Una madre se acerca y la abraza.

—Tranquila, no estás sola. Todas nos hemos sentido así alguna vez.

Lola la mira con ojos llorosos, aliviada. Después, la psicóloga perinatal le explica que todo lo que vive es normal.

—Maternar sola y sin referentes es tremendamente duro y tu bebé es un ser totalmente normal. Las criaturas demandan cuerpo materno porque simplemente somos su ecosistema. Nos necesitan, y esto no es manipulación, es supervivencia. Es imposible que nos puedan manipular porque su cerebro no está desarrollado para hacerlo a esa edad. Los bebés lloran y piden estar con nosotras porque es su forma de comunicarse y de explicarnos qué es lo que necesitan. Y realmente, lo único que necesita ahora mismo es a ti. Lo estás haciendo genial, no escuches fuera, escucha dentro de ti.

Estas palabras resuenan en el alma de Lola como un soplo de aire y de perdón. Siente que todo lo que le están explicando es coherente. Durante la sesión ve a todas esas madres maternar y se da cuenta de que su bebé no es diferente a los demás. Ojalá hubiera sabido esto antes.

La sesión se acaba y la invitan a volver. Sin dudarlo un segundo, Lola les dice que por supuesto. En todo el mes que lleva maternando, esta hora ha sido la única en que se ha notado aliviada y libre de culpa.

4

El vínculo

El primer vínculo trata de la creación de la relación emocional entre la madre y su criatura, que comienza ya dentro del útero. Sabemos por estudios (como el de Daglar y otros colegas)[12] que la gestación y el periodo posparto son claves en el desarrollo del vínculo.

El vínculo madre-bebé es la base de un apego seguro. Consiste en crear una relación sana entre ambos con el objetivo de establecer unos cimientos estables en nuestra criatura para que explore y descubra el mundo desde la

12. Daglar, G., N. Nur, «Level of mother-baby bonding and influencing factors during pregnancy and postpartum period», *Psychiatria Danubina*, 2018, n.º 30(4), pp. 433-440. doi: 10.24869/psyd.2018.433. PMID: 30439803.

protección y la confianza que le ofrece esta figura materna de apego primaria.

El vínculo organiza muchas facetas emocionales del bebé que conforman la base de la salud y el desarrollo social y emocional, según Rossen y otros profesionales.[13]

Nuestra relación futura depende de hoy

¿Te gustaría que tu hijo supiera que puede recurrir a ti siempre que lo necesite? ¿Te gustaría que tuviera la confianza suficiente para contarte todos sus problemas? ¿Te gustaría que de mayor te diera abrazos y besos espontáneamente y porque le sale del corazón hacerlo? ¿Te gustaría que tuviera la certeza de que le amas sin condiciones y de que nunca le juzgarás?

Pues todo esto comienza aquí, durante la primera infancia. Los primeros años son determinantes para el desarrollo. Son los más importantes para la existencia, cuando forjamos nuestro carácter y nuestra autoestima. Es aquí donde se originan la relación y el vínculo. Si puedes establecer un apego seguro, si respondes a sus necesidades siempre que lo necesite, de forma incondicional (especialmente de noche, que es cuando más miedo siente y más te necesita), entonces sabrá que te tiene. Si

13. Rossen, L., D. Hutchinson, J. Wilson, L. Burns, S. Allsop, E. J. Elliott, S. Jacobs, J. A. Macdonald, C. Olsson, y R. P. Mattick, «Maternal Bonding through Pregnancy and Postnatal: Findings from an Australian Longitudinal Study», *American Journal of Perinatology*, 2017, n.º 34(8), pp. 808-817. doi: 10.1055/s-0037-1599052. Epub 17 de febrero de 2017. PMID: 28212591.

puedes respetar sus ritmos madurativos sin forzarle, sabrá que le acompañas, le aceptas y le amas por cómo es y no por lo que debería ser según exigencias externas. Si ahora puedes acunarle, darle brazos infinitos, mimarle sin miedo al qué dirán y a si lo estás malacostumbrando, sabrá que no importa lo que los demás piensen; el amor se da cuando se siente y a quien amamos. Y nunca es demasiado amor, porque el amor es vida y nos salva.

No tengas miedo de dar demasiada presencia, de dar demasiado amor, de respetar sus ritmos y sus necesidades. No temas dormir con tu criatura mientras lo necesite, de responder a sus llantos y a sus llamadas. No le estás malacostumbrando, le estás enseñando un amor absoluto. Le estás mostrando que estarás siempre disponible para lo que necesite, que podrá recurrir siempre a ti, que eres un lugar seguro al que volver ahora y mañana.

La coherencia es importante. No pretendamos que mañana recurran a nosotras y nos tengan en cuenta si hoy no pueden hacerlo cuando más nos necesitan. La impronta de la relación con nuestras crías empieza justo ahora.

A partir de las primeras experiencias de relación con la madre, el bebé crea modelos internos de relación. Al finalizar el primer año, el pequeño habrá establecido ya un modelo de apego dependiendo de la calidad de las relaciones emocionales que reciba.

Estos son los tipos de apego según Bowlby:

- **Apego seguro:** la criatura sabe que sus cuidadores no van a fallarle y que le protegen de forma incondicional. Sus figuras de apego le atienden y responden siempre a sus necesidades físicas y emocionales. Existe sintonía y conexión entre los cuidadores y el bebé, que se siente seguro y confiado, activo y curioso. Muestra su desagrado cuando hay separación con sus figuras de apego y expresa su alegría cuando estas reaparecen.
- **Apego ansioso:** la criatura experimenta inconsistencia en los cuidados. A veces sus figuras de apego responden ante sus demandas y necesidades, y otras no. Se muestra ansiosa, insegura y con ansiedad de separación y miedo al abandono. Le cuesta calmarse cuando vuelven sus figuras de apego.
- **Apego evitativo:** la criatura ha integrado que sus figuras de apego no responden a sus necesidades. No exterioriza sus emociones cuando se separa de ellas y se muestra autosuficiente y con distancia emocional.
- **Apego desorganizado:** se trata de una mezcla del apego ansioso y el evitativo producido por conductas negligentes, como el abandono temprano. Las necesidades de la criatura no se han atendido y esta ha desarrollado inseguridad y, a veces, incluso miedo hacia sus

figuras de apego. Tiene dificultades para controlar sus emociones y evita la intimidad y el vínculo.

No quiero que nadie tome a mi bebé en brazos, ¿esto es normal?

Sí, es totalmente normal. Es un comportamiento instintivo y de protección hacia nuestra cría. ¿A alguien se le ocurriría tocar a los cachorros de una leona o tomarlos en brazos? No, porque le atacaría.

Pues bien, aunque no somos leonas, sí somos mamíferas. Y como buenas mamíferas que somos, presentamos comportamientos similares a los de otras mamíferas, comportamientos totalmente instintivos, primarios y salvajes que escapan a la razón. Las personas más desconectadas e ignorantes se atreverán a decirte que eres una exagerada, pero tú no puedes controlar lo que sientes. La supervivencia de tu cría depende de ti y te sientes con el deber de protegerla.

Querida mujer, el instinto no engaña. Escucha lo que el cuerpo te pide. Es lo que tu bebé necesita. Tu criatura es totalmente vulnerable, dependiente y con un sistema inmune inmaduro. Puede ser peligroso que otras personas la cojan en brazos o la besen, especialmente si están enfermas o incubando alguna enfermedad.

A medida que la criatura va creciendo y se va abriendo al mundo, sentirás que es hora de darle alas, pero no fuerces nada nunca porque el mejor momento lo marcará tu corazón.

Pero ¿tiene mamitis?

La RAE define «mamitis» como un apego excesivo con la madre. Y yo me pregunto: ¿a qué se refieren con «apego excesivo»? Porque precisamente lo normal es que los bebés estén apegados a su madre. Y, si esto no ocurre, es que hay un problema.

Evidentemente, esta dependencia de la madre evoluciona a medida que el bebé va madurando. No son iguales las necesidades de apego de uno de meses, que es totalmente dependiente de la madre para sobrevivir, que las de una criatura de seis años, que empieza a ser una personita autónoma en algunos ámbitos de su vida.

Sin amor morimos.

Puede parecernos que tener las necesidades básicas cubiertas es suficiente para sobrevivir. Pues no. Aunque nos den de comer, nos mantengan limpios y a salvo, con esto no basta. Así lo explicaba ya en 1945 el psicoanalista René Spitz, que dejó por escrito que los bebés que habían sido privados de amor y estimulación materna enfermaban o morían. En 1951, John Bowlby, de la OMS, publicó un informe sobre los cuidados maternales y la salud mental en el que confirmaba la teoría de que la falta de cuidados maternales producía importantes daños en las criaturas.

Es algo tan básico y de sentido común, pero que aún a día de hoy se pone en duda, no vaya a ser que demos demasiado amor a nuestros hijos... Pero es que el amor nunca sobra. El amor es necesario para vivir.

¿Y qué entiende una criatura por amor? Cuerpo, presencia, atención, brazos, piel con piel, miradas, caricias, paseos cantando canciones, cuentos, palabras al oído, juegos, dormir junto a ti, que respondas a sus necesidades y a sus llantos.

Y no le malcrías por hacer todo esto. Le estás criando como merece, como él espera y como necesita. Le maternas para que algún día, cuando tenga sus necesidades primarias de apego cubiertas, pueda volar solo. Pero no antes de tiempo. No forzando. No cuando se exige, sino cuando sea su momento.

El segundo vínculo se crea con el padre o la pareja, si la hay, y requiere de paciencia, constancia y amor. El piel con piel con la criatura ayuda a fomentar el apego y a segregar también oxitocina en el padre. Es obvio que el padre o la pareja no pueden amamantar, pero constituyen una pieza clave que puede llevar a cabo muchas otras cosas para vincularse y para que la madre descanse a ratos: portear, pasear, bañarle, cantar o jugar con él son espacios que puede conquistar e irán despertando el interés y el amor del bebé por él.

La salud emocional de las criaturas responde en gran medida a sus experiencias tempranas. El bebé es un mamífero dependiente a nivel físico y emocional, y espera ser cuidado en todos los ámbitos. Cuando sus figuras de apego responden de forma incondicional a sus necesidades, establece un apego seguro y una relación de confianza y amor con el mundo. Pensar que no se acordarán de nada es un error. Quizá no lo hagan racionalmente, pero durante los primeros años el hemisferio derecho es el dominante y toda experiencia y emoción vivida queda profundamente grabada en la memoria corporal y emocional.

LA EXPERIENCIA DE MARTA

Marta tuvo a su bebé hace tres meses. Fue un parto complicado que acabó en una cesárea de urgencia, separación e ingreso en la unidad de cuidados intensivos neonatales durante una semana.

Consiguieron establecer una lactancia materna exclusiva con dificultades, pero ella no percibe que su criatura la necesite. Nunca llora, no la reclama, la pueden coger brazos extraños y ni siquiera se queja... Marta se siente mal, los demás se pasan a su bebé como un trofeo, pero tampoco es capaz de poner límites porque la pequeña no parece incómoda, y ella nota que no están conectadas como deberían.

Ha leído sobre el vínculo, el apego y la importancia de las primeras horas de vida y cree que quizá lo que pasó en el nacimiento y la primera semana ha afectado a su relación, así que decide investigar y leer más sobre el tema. Pregunta a expertas, y se da cuenta de que sí, de que lo que tuvieron que vivir ha podido dejarles huella. Esto la tranquiliza y la hace sentir menos culpable por lo que siente.

También descubre que puede hacer cosas para mejorar sus sensaciones y la relación con su pequeña. A partir de ahora, Marta quiere luchar por lograr un vínculo seguro con su bebé. Sabe que la oxitocina, la hormona del amor, desempeña un papel importante, por lo que intentará estimular al máximo la secreción de esta hormona.

Durante unas semanas hace piel con piel gran parte del día, le ofrece pecho a demanda mientras la mira a los ojos, le canta canciones y le explica cómo se ha sentido. La pequeña la mira con ojos brillantes que parecen entenderlo todo. Responde a todas sus necesidades, acude cuando llora, duermen juntas, portea gran parte del día, juegan, reciben pocas visitas y se dedican a estar juntas en cuerpo y alma.

Cada vez siente más amor hacia esa pequeña criatura, está locamente enamorada de ella. Les arrebataron mucho, pero observa que poco a poco van recuperando todo el amor que no pudieron darse en esos primeros momentos.

Entiende que su pequeña aprendió en sus primeras horas de vida que mamá no respondía a sus necesidades porque estaban separadas y esto le causó una herida. Desde hace unos días, la bebé empieza a reclamarla de nuevo. Parece que cuando se separan ya muestra disconformidad, empieza a comprender que mamá está a su lado para todo lo que necesite y que responderá incondicionalmente a sus necesidades.

5

El sueño del bebé y el colecho

El sueño y el descanso están relacionados con la memoria, el aprendizaje, la plasticidad neuronal y la salud general. Según la Academia Americana de Medicina del Sueño, se recomienda que las criaturas duerman:

- De 12 a 16 horas diarias con siestas incluidas entre los cuatro y los doce meses.
- De 11 a 14 horas diarias con siestas incluidas entre uno a dos años.
- De 10 a 13 horas diarias con siestas incluidas entre tres a cinco años.

Antes de los cuatro meses los patrones de sueño son muy variables, por lo que no se establece un límite mínimo o máximo.

¿Crisis del sueño de los cuatro meses?

- Durante los primeros tres meses, los bebés suelen dormir mucho, lo que puede confundir a los padres, dado que los despertares aumentan fisiológicamente a partir de esta edad. Es lo que se denomina erróneamente «regresiones del sueño». En realidad, se trata de una progresión del sueño: la criatura empieza a diferenciar el día de la noche y el sueño se vuelve más inestable, ya que pasa de tener dos fases (sueño activo y sueño tranquilo) a tener más.
- Adaptarse a este cambio puede costarles, especialmente al conectar fase con fase, lo que puede requerir de nuestra ayuda para conciliar de nuevo el sueño.
- En esta etapa se junta el descubrimiento del mundo exterior y la conexión con el entorno junto con la adquisición de nuevas habilidades. Están sucediendo tantas cosas a la vez que esto tiene un impacto inevitable en su sueño.
- Su cerebro va madurando y evolucionando hacia el sueño adulto, y esto es algo positivo. Comienzan a producir su propia melatonina, la hormona que regula su reloj biológico.
- Todos estos avances tienen un impacto en su forma de dormir y no constituyen un cambio negativo, sino un factor positivo en su neurodesarrollo.

Los despertares nocturnos son frecuentes y fisiológicos, ocurren en el 80 por ciento de los bebés y van reduciéndose hasta el 15 por ciento a los tres años de edad.

Los microdespertares no afectan negativamente a su descanso ni a su desarrollo. Es su forma natural de dormir. Si los despertares no se atienden y el niño llora y se desvela, entonces sí podrían tener un efecto negativo para su descanso. En este caso, la lactancia materna es de gran ayuda para que reanude el sueño.

Los bebés se duermen fácilmente en el pecho de la madre porque la leche materna contiene:

- L-triptófano, un aminoácido esencial que favorece el sueño de la criatura.
- Cronobióticos, sustancias que facilitan y regulan el sueño.
- Melatonina (hormona que promueve el sueño), especialmente alta en las tomas de la tarde-noche.
- Oxitocina, que ayuda a la relajación del bebé y de la madre durante las tomas.
- Prolactina, que genera un efecto relajante.
- Colecistoquinina, hormona procedente del intestino y que causa somnolencia.

Así pues, vemos que biológicamente los bebés vienen programados para dormirse en el pecho de su madre debido a todas las sustancias presentes en la leche materna y gracias también al movimiento mandibular que realizan al mamar, que los cansa y relaja. No es malo que esto ocurra, es lo lógico y esperable. La succión al pecho los calma y les ayuda a conciliar el sueño rápidamente.

No dormir

No dormir es duro, lo sé. Cada noche en bucle. Cada noche ir a dormir y pensar: «Ojalá hoy duerma mejor». Cada noche tumbarte en la cama y rezar para tener tres horas seguidas de sueño. Noche tras noche. Qué difícil de gestionar y qué solas estamos... Porque solo nosotras sabemos de qué hablamos: despertares de teta infinita, de que busque tu cuerpo para reconfortar su alma. Y tú te sientes cansada, exhausta. Cada día sin tregua, no hay un descanso, no hay compasión. Qué duro no saber hasta cuándo. Preocupaciones, pensamientos negativos, desvelos, mensajes externos que te repiten que algo no estás haciendo bien. Culpa y noches en vela, día tras día.

Pero, aun así, y a pesar de todo, cada día sale el sol. Y nos levantamos. Y cuidamos y sostenemos. Abrimos los ojos por la mañana y vemos su sonrisa y sus ojos brillantes, que nos observan con el amor más puro e incondicional. Y perdonamos y todo se olvida, todo se diluye un poco. Y seguimos. Porque sabemos que es una fase, que el sueño madura, que hoy es así, pero en unos meses o años cambiará. Y que todas las criaturas del mundo acaban durmiendo solas la noche entera, algún día, sin forzar. Deseas respetar sus ritmos, su crecimiento, su desarrollo. Tu instinto y tu intuición no pueden engañarte. Si miras alrededor, no estás sola. Somos muchas las madres del mundo que estamos noche tras noche sosteniendo a nuestras crías. Alimentando el futuro de la humanidad.

El colecho es de gran ayuda para las familias y facilita el descanso de todos los miembros durante la primera infancia. Se define como la práctica de dormir junto a las crías en la misma superficie. Parece una práctica muy moderna, pero en realidad lo novedoso fue empezar a separar a nuestras crías de nuestro cuerpo, pues a lo largo de la historia los bebés han dormido siempre junto a su madre.

La evidencia científica muestra que dormir con nuestro bebé le ayuda a regular la construcción del sueño. Mamá e hijo están conectados por un sistema complejo, y dormir juntos ayuda a normalizar aspectos fisiológicos como el llanto, la respiración, la frecuencia cardiaca o la termorregulación. También facilita la regulación del ritmo circadiano y el sistema socioemocional, que incluye el apego y la actividad de cortisol, como afirman Barry y otros compañeros.[14]

14. Barry, E. S., «Using complexity science to understand the role of co-sleeping (bedsharing) in mother-infant co-regulatory processes», *Infant Behavior & Development*, 2022, n.º 67, pp. 101-723. doi: 10.1016/j.infbeh.2022.101723. Epub 17 de mayo de 2022. PMID: 35594598.

Para un colecho seguro

- Usar un colchón firme con sábanas ajustables de algodón.
- Evitar elementos blandos o pesados alrededor del bebé.
- Mantener una temperatura en la habitación de entre 18 y 21 ºC.
- La cabeza del bebé debe quedar a la altura del pecho de la madre.
- Evitar que haya mascotas durmiendo en la misma cama.
- En menores de seis meses, poner al bebé al lado de la madre y evitar colocarlo en el centro de la cama.
- Utilizar una barandilla segura.
- Asegurar que la manta o el edredón le cubran hasta el pecho y no le tapen la cabeza.
- Evitar el colecho si los padres son fumadores, han tomado alcohol o medicamentos que puedan afectar a su capacidad de reacción.
- En caso de colechar con más de un hijo, nunca ponerles de lado. Se aconseja dormir adulto, bebé, adulto, niño.

Curiosamente, esta tradición de desapegar tempranamente y forzar una autonomía del sueño que no respeta la fisiología ni las necesidades del bebé es una invención de la sociedad occidental moderna. Y debería alarmarnos saber que entre un 30 y un 40 por ciento de los bebés presentan problemas de sueño en nuestro contexto. Estos datos solo nos muestran el gran conflicto que existe entre la fisiología del sueño infantil y lo que se espera en nuestras culturas del sueño de nuestras criaturas. En otras, dormir junto a ellas es lo normal. Nadie se plantearía enviar a un bebé de seis meses solo a la habitación de al lado. Si no dormimos los adultos solos, ¿por qué pretendemos que los más pequeños y vulnerables lo hagan? A mí me parece que hay poca coherencia en estas expectativas tan alejadas de la naturaleza humana.

El colecho seguro no se asocia con un mayor riesgo de muerte súbita. Podemos dormir con nuestros hijos, faltaría más. Es seguro, es placentero y, lo más importante, es práctico.

Muerte súbita del lactante

Este síndrome se define como la muerte inesperada del lactante de menos de un año sin causa aparente.

Sucede normalmente de noche. Su incidencia más alta se produce entre los dos y los tres meses; son poco frecuentes los casos antes de las dos semanas o después de los seis meses de vida. En los países occidentales ocurre de media en 1 a 3 de cada mil nacidos vivos. Hong Kong, Japón y Suecia presentan las tasas más bajas. En España no tenemos datos fiables.

¿Cuáles son los factores protectores?

- Cuidados prenatales adecuados.
- Lactancia materna a demanda.
- Compartir habitación con los hijos.
- Poner a la criatura en postura supina (bocarriba) para dormir.
- Chupete en bebés alimentados con fórmula para satisfacer la succión emocional.

Es fundamental reducir los riesgos. Sabemos que el consumo de tabaco, alcohol, drogas y algunos fármacos por parte de los padres aumenta drásticamente las probabilidades de muerte súbita. También si el bebé es prematuro o tiene bajo peso al nacer, o si se duerme con la criatura en brazos en lugares no seguros como un sofá, una butaca o un sillón.

La postura prono (bocabajo) se asocia en gran medida a la muerte súbita. Aun así, en nuestro país, el 41,3 por ciento de las criaturas menores de seis meses duermen en una postura no recomendada, y solo el 6,4 por ciento de las familias siguen las recomendaciones según el estudio de Ruiz Botia y otros.[15]

Hacer colecho compartiendo cama es una práctica que genera cierta controversia en Occidente, pero no existe evidencia para contraindicarla en bebés que tomen lactancia materna exclusiva sin otros factores de riesgo. Según la investigación de Blair, el colecho sin otros agravantes no aumenta el riesgo de muerte súbi-

15. Ruiz Botia, I., *et al.*, «Síndrome de muerte súbita del lactante: ¿siguen las familias las recomendaciones?», *Anales de Pediatría*, 2019. doi: 10.1016/j.anpedi.2019.06.011.

ta en menores de tres meses y parece ofrecer protección a los mayores de esta edad.[16]

Como recoge María Berrozpe en su libro *La ciencia del sueño infantil* (2022), diversas investigaciones apuntan a que los bebés en riesgo presentan un retraso de la maduración del sueño, que se manifiesta con un mayor porcentaje de sueño REM. Añade que la capacidad para despertarse desempeña un papel también determinante y que dormir bocabajo, el tabaquismo, la prematuridad o infecciones recientes pueden afectar a la criatura. Sin embargo, la lactancia materna es un factor protector. Las criaturas alimentadas al pecho tienen más capacidad para despertar debido a un menor porcentaje de sueño REM y, por lo tanto, el riesgo de muerte súbita es menor. Según Thompson y otros profesionales,[17] dos meses de lactancia materna reducen a la mitad el riesgo de muerte súbita y la protección aumenta con la duración de la lactancia.

Así que, mujer, duerme con tu cría. Hacedlo hasta que os apetezca. Nadie tiene derecho a opinar sobre vuestra vida personal e íntima. Disfruta ahora del placer de tener

16. Blair, P. S., P. Sidebotham, A. Pease y P. J. Fleming, «Bed-Sharing in the Absence of Hazardous Circumstances: Is There a Risk of Sudden Infant Death Syndrome? An Analysis from Two Case-Control Studies Conducted in the UK», *PLoS ONE*, 2014, 9(9), e107799. https://doi.org/10.1371/journal.pone.0107799.

17. Thompson, J. M. D., K. Tanabe, R. Y. Moon, E. A. Mitchell, C. McGarvey, D. Tappin, P. S. Blair, y F. R. Hauck, «Duration of Breastfeeding and Risk of SIDS: An Individual Participant Data Meta-analysis», *Pediatrics*, 2017, n.º 140(5), e20171324. doi: 10.1542/peds.2017-1324. PMID: 29084835.

su cuerpo cerca, porque un día ya no querrá compartir cama contigo. Sin límites de edad, duerme con tu hijo hasta que el corazón te lo pida. O hasta que él decida hacerlo solo.

Mitos del sueño infantil

- **El sueño se debe enseñar.** No, los bebés ya saben dormir. Lo que ocurre es que no duermen de acuerdo con los horarios de los adultos. Tienen despertares más frecuentes por una razón evolutiva y de supervivencia: comprueban cada poco tiempo que mamá está a su lado, y ellos, a salvo. Necesitan sentirse protegidos y tranquilos para seguir desarrollando su cerebro, que madura especialmente durante el sueño en calma. Si hay estrés y miedo, su cerebro no se puede desarrollar de la misma forma.
- **Tiene que aprender a dormir solo.** No. ¿Desde cuándo a los mamíferos les gusta dormir solos? Volvemos a lo mismo, es un tema de supervivencia. Los mamíferos duermen en manada siempre que pueden. Y, sí, somos mamíferos; por muy humanos que seamos, por mucha parte racional que tengamos, existe una parte primitiva en nuestro cerebro. Y dormir acompañados nos gusta porque nos hace sentirnos protegidos y tranquilos, además de ofrecernos más calor en épocas de frío. Pues ahora imagina a un bebé inmaduro, vulnerable y dependiente que ha vivido nueve meses dentro de tu cuerpo, escuchando tu respiración, tu corazón y tu voz.

Si a ti te gusta dormir acompañada, ¿cómo crees que necesita dormir este pequeño ser? ¿Solo en una cuna? No. Quiere dormir contigo. Y sabemos que dormir juntos facilita el descanso de la madre y la criatura, ya que ambos duermen más y mejor porque se sienten a salvo y protegidos.

- **Mecerle o darle pecho para dormir es un mal hábito.** No es un mal hábito, es algo saludable e instintivo. Los bebés se calman con el movimiento, pues es lo que sentían dentro de nuestro útero y lo que esperan una vez fuera. Les gusta que los paseemos, les cantemos y los porteemos. Y si encima es con la teta en la boca, es el sumun de la perfección y placer para ellos. La leche materna contiene L-triptófano, un aminoácido que favorece el sueño de la madre y del bebé. La naturaleza lo tiene todo pensado. Que se duerma al pecho es lo normal y esperable. Y para ti, también, ya que la lactancia induce tu sueño al mismo tiempo.
- **El colecho es peligroso.** No, el colecho seguro junto con la lactancia materna no es un riesgo. De hecho, la lactancia materna es el factor protector más importante frente a la muerte súbita. Y el colecho se asocia a lactancias más duraderas y exitosas y a un mejor descanso materno. Es peligroso si alguno de los adultos toma drogas, alcohol, fármacos o fuma. También en caso de haber animales domésticos, almohadas o mantas que puedan sofocar al bebé.
- **A los seis meses duermen la noche entera.** No es cierto. Más del 80 por ciento de los bebés no duerme la noche entera a esta edad. La mayoría se despiertan, se trata de un proceso madurativo. Pretender que un bebé de

seis meses duerma una noche entera es irreal y dañino, y crea expectativas falsas para las familias. Cada criatura es un mundo y evoluciona de forma diferente. No hay nada de malo en los despertares nocturnos, lo erróneo es querer cambiar un patrón madurativo y adiestrarle para que se adapte a muestras necesidades sin tener en cuenta las suyas.

- **Los bebés no necesitan comer de noche una vez que toman sólidos.** Mentira. Los bebés tienen un estómago pequeño y un cerebro que crece muy rápido durante los primeros años y que se alimenta de los ácidos grasos que contiene la leche materna. Para desarrollar de forma óptima su cerebro, necesitan comer poco y a menudo. No es un capricho que pidan leche de noche, sino una necesidad evolutiva y de neurodesarrollo.
- **Enseñar el sueño no tiene repercusiones negativas.** Falso. Cuando adiestramos el sueño para que se amolde a nuestras expectativas adultocentristas, ocurre algo grave: dejamos de responder a sus llamadas y a sus necesidades, y podemos dañar el vínculo. Un estudio de Middlemiss y otros autores concluyó que, al inicio del entrenamiento del sueño, madre y bebé estaban sincronizados y presentaban altos niveles de cortisol cuando la criatura lloraba.[18] Al tercer día, su sincronización ya se había desregulado. Los bebés lloraban menos a pesar de seguir teniendo altos nive-

18. Middlemiss, W., D. A. Granger, W. A. Goldberg y L. Nathans, «Asynchrony of mother-infant hypothalamic-pituitary-adrenal axis activity following extinction of infant crying responses induced during the transition to sleep», *Early Human Development*, 2012, n.º 88(4), pp. 227-32. doi: 10.1016/j.earlhumdev.2011.08.010. Epub 23 de septiembre de 2011. PMID: 21945361.

les de cortisol en sangre, pero las madres se mostraban más tranquilas al no escuchar los llantos de su bebé. Estas criaturas aprenden que, por más que lloren, nadie irá a buscarlas, y, por lo tanto, dejan de exteriorizar su malestar dejando de llorar y de reclamar la ayuda de su madre.

Tenemos prisa para conseguir un sueño solitario y autónomo de nuestras criaturas. Forzamos la naturaleza y sus procesos madurativos cuando deberíamos asumir que el sueño no se enseña, se aprende. Nos han vendido que los bebés deberían aprender a dormir solos como si esto fuera algo bueno, algo que premiar o que aplaudir. Como si necesitar dormir junto a nuestras figuras de apego fuera malo, como si dormirse con la teta fuera malo, como si lo hicieran para fastidiar porque algo hemos hecho mal y han aprendido a tomarnos el pelo.

Déjame contarte que todo lo que te han vendido es mentira, pero lo han hecho de forma inteligente. Te han hecho creer que lo normal es patológico. Y así, vemos a la mayoría de las familias con bebés sanos y sin problemas buscando píldoras mágicas a cualquier precio para que su bebé duerma solo y no tenga despertares, se convierta en autónomo y no nos necesite.

Qué incongruencia, ¿no? Pretender que un bebé no nos necesite para una de sus funciones vitales más importantes. Pretender que sean autónomos en un ámbito, pero no en todos los demás. ¿Tan mal lo ha hecho la naturaleza cuando tantas criaturas necesitan ayuda?

Los despertares son necesarios para su neurodesarrollo, para alimentarse, para sentir que están a salvo. Estos despertares, además, se asocian a lactancias más duraderas y a un menor riesgo de muerte súbita. Querer modificar el patrón normal y saludable del sueño del bebé puede acarrear consecuencias para su cerebro.

Sueño solitario y estrés en el bebé

Forzar el sueño de nuestras criaturas en solitario es una imposición de la cultura en la que vivimos. Nuestra naturaleza humana nos pide el contacto continuo con la madre, por lo que la separación aumenta el estrés y el llanto del bebé.

Su cerebro crece un promedio de un 1 por ciento por día hasta los tres meses, que es cuando habrá alcanzado la mitad del tamaño del cerebro adulto, y sigue creciendo durante los primeros años de vida. Así pues, las experiencias tempranas de nuestras criaturas son cruciales para su neurodesarrollo. Moldean la plasticidad cerebral y la capacidad de adaptación con implicación a largo plazo en la salud mental.

El estrés en los bebés produce secreción de cortisol, que daña su amígdala cerebral, la encargada de procesar y almacenar las reacciones emocionales, fundamentales para la supervivencia. El estrés también se asocia a alteraciones del sistema inmune y a actividades inflamatorias.

El exceso de llanto en la infancia también se ha vinculado a un mayor riesgo de problemas de comportamiento a la edad de cinco o seis años, según un estudio de Smarius y otros profesionales.[19] Esta información es clave para entender que el desarrollo cerebral de nuestras criaturas depende de las experiencias, los cuidados y el entorno. Sabemos que los entornos seguros y amorosos son necesarios para su crecimiento óptimo. Y, por el contrario, el abandono físico o emocional y el estrés que les produce que no respondamos a sus necesidades son dañinos para los pequeños.

El estudio de Mileva-Seitz y otros colegas encontró relación entre el sueño independiente del bebé y el apego inseguro.[20] La ciencia nos muestra una vez más que el sentido común, el instinto y la intuición no nos fallan. No hay lugar en el mundo que pueda sustituir al amor y la protección que ofrece nuestro cuerpo. Su cerebro crece mejor cuando nos sienten, nos oyen y nos huelen. Separarlos de nuestro cuerpo durante la noche es privarlos de una experiencia reguladora y sensorial.

19. Smarius, L. J., T. G. Strieder, E. M. Loomans, T. A. Doreleijers, T. G. Vrijkotte, R. J. Gemke y M. Van Eijsden, «Excessive infant crying doubles the risk of mood and behavioral problems at age 5: evidence for mediation by maternal characteristics», *European Child and Adolescent Psychiatry*, 2017, n.º 26(3), pp. 293-302. doi: 10.1007/s00787-016-0888-4. Epub 15 de julio de 2016. PMID: 27422707; PMCID: PMC5323467.

20. Mileva-Seitz, V. R., M. P. Luijk, M. H. Van Ijzendoorn, M. J. Bakermans-Kranenburg, V. W. Jaddoe, A. Hofman, F. C. Verhulst y H. Tiemeier, «Association between infant nighttime-sleep location and attachment security: no easy verdict», *Infant Mental Health Journal*, 2016, n.º 37(1), pp. 5-16. doi: 10.1002/imhj.21547. Epub 31 de diciembre de 2015. PMID: 26719041.

Según cita María Berrozpe en *La ciencia del sueño infantil*:

> [...] las evidencias actuales nos hacen sospechar que el sueño en solitario no solo puede ser por sí mismo un factor estresante, dado que conlleva una serie de carencias sensoriales y afectivas en un periodo crítico, sino que también niega al bebé la presencia reguladora de su madre cuando necesita defenderse de factores estresantes tanto internos —fruto de su inmadurez— como ambientales.

El amor es la clave para nuestra supervivencia y desarrollo. Y, recuerda, nunca va a ser demasiado. Ama mucho para que mañana puedan ser adultos sanos capaces de amarse y amar sin miedo. No tengas miedo de dormir junto a ellos.

Todos los bebés del mundo aprenderán a dormir sin teta y sin ti algún día. Todos sin excepción. Y resulta que, si respetas sus ritmos madurativos, lo harán sin que tengas que pelear por ello, sin gastar dinero, sin llantos. Quizá no sea cuando tú quieras o necesites, pero así funciona el crecimiento de las criaturas. No podemos forzar que consigan hitos inalcanzables madurativamente cuando a nosotros nos parece. Los consiguen cuando pueden y están preparados para hacerlo.

Es duro, sí. Sin embargo, es importante no patologizar lo normal. Culpemos al sistema que no nos deja conciliar, pero no a ellos. Si tu bebé crece feliz y despierta contento, confía en su capacidad de madurar el sueño a su ritmo.

Utilizar cuna

- Hay familias que prefieren utilizar cuna y hay bebés que la aceptan bien.
- Se recomienda que los bebés duerman en la misma habitación de los padres hasta mínimo el año de vida para reducir el riesgo de muerte súbita.
- Comprar cunas homologadas según la normativa europea y exigir sello al fabricante.
- Debemos evitar pinturas tóxicas.
- Se aconseja que el bebé duerma en una superficie plana sin objetos que puedan sofocarle, como almohadas o peluches.
- Es bueno colocar al bebé a los pies de la cuna para prevenir que choque con la cabeza contra el cabezal.
- El bebé siempre debe estar bocarriba y con la cabeza hacia un lado.
- No taparle en exceso y utilizar ropa de cama ligera.

Parece que socialmente no se acepta que las criaturas quieran y necesiten dormir con sus figuras de apego, y entonces aparecen los juicios, las críticas y las exigencias hacia una única forma correcta de que duerman: en su cuna y de forma autónoma. La noción de lo que debería ser normal dista mucho de la realidad de la mayoría de las familias, sus criaturas y sus necesidades. La culpa surge porque tal vez estás haciendo algo mal cuando tu bebé se queja al separarse de ti o cuando se despierta al forzar un sueño independiente.

Con este capítulo, solo espero haberte liberado de esta carga. Nuestros bebés nos necesitan en todos los aspectos, incluido el sueño. Algunos duermen la noche entera desde el principio, pero son pocos. La mayoría se despiertan y reclaman alimento. Cargarles de culpa haciéndoles sentir que algo no funciona o en algo se equivocan es cruel, injusto y dañino.

Ellos nos enseñan a cuidarnos

Esos instantes de siestas en brazos... Sé que te gustaría escapar, hacer cosas, trabajar, aprovechar sus ratos de siesta para limpiar, cocinar y un millón de cosas más que tienes pendientes en tu mente. Pero ellos son grandes maestros y nos enseñan que lo importante es el aquí y el ahora. Y que tú también mereces descansar. Imagina qué inteligente y perfecta es la naturaleza que programa sus descansos junto a tu cuerpo para que tú también descanses un poco.

Esto es lo realmente importante. Todo lo demás puede esperar. Estás aportando calor, tranquilidad, protección y amor a tu cría, y ella lo sabe. Por eso duerme el doble si está contigo.

Aprovecha las siestas y sus descansos. Tú también mereces cuidarte. No lo olvides: no hay nada más importante ahora mismo. Te necesita y tú le necesitas. Complace sus necesidades porque también son las tuyas.

Las rutinas que a ellos les van bien suelen ser rutinas que también nos cuidan a nosotras.

Rutinas que pueden ayudaros

- Repetir las mismas rutinas en horarios similares todos los días ayuda a las criaturas a sentirse seguras y a anticiparse a lo que va a pasar en cada momento.
- Puedes comenzar a instaurarlas alrededor de los cuatro meses, cuando el sueño empieza a tener ciertos patrones.
- Las rutinas ayudan a toda la familia, no simplemente a nuestras criaturas.
- Respetar los horarios de las siestas es importante para disfrutar de un mejor sueño nocturno. Utiliza rituales similares para ayudarle a conciliar el sueño, como, por ejemplo, pasearle en brazos mientras le das el pecho y le cantas canciones, o portearle.
- Te aconsejo cenar pronto, alrededor de las siete de la tarde, para anticiparte a la hora bruja.
- Establece un ambiente tranquilo a partir de esa hora, con luces tenues y pocos estímulos auditivos ni tecnológicos en casa.
- Después, puedes ofrecer un baño relajante con agua caliente seguido de un masaje corporal con aceite.
- Te sugiero ir a la cama juntos alrededor de las ocho o las ocho y media de la tarde, apagar luces y ofrecerle

el pecho o biberón mientras le cantas canciones y hasta que se quede dormido.

- Una vez dormido, es tu momento de desconexión. Aprovecha para descansar o hacer cosas que a ti te den placer y bienestar, como leer un libro en la cama o ver una serie en la tablet con los auriculares para no despertarle.

Te recomiendo quedarte cerca del bebé para poder atenderle rápidamente si se despierta. A veces nos puede parecer frustrante tener que acostarnos tan pronto, pero hacerlo te ayuda a ti también a conseguir un mayor descanso y a priorizarte.

Mi consejo es que escuches siempre a tu corazón. Si te gusta dormir junto a tu bebé y os produce paz y bienestar, no hay nada malo en ello, al contrario. En cambio, si no os funciona dormir juntos y, además, tu bebé acepta la cuna sin problema desde el inicio, pues también está bien. En la crianza no hay decisiones correctas o incorrectas. Lo que le vale a cada familia pertenece únicamente a su vida familiar e íntima. Y los demás no deberíamos ni juzgar ni culpabilizar las elecciones de crianza ajenas.

Conocer la información es clave para tomar decisiones conscientes. Siempre que dudes, puedes consultar con una profesional sanitaria experta en sueño infantil respetuoso. A partir de aquí, cada familia elegirá su camino. Cuando las decisiones son tomadas desde el corazón, la culpa y las dudas se desvanecen.

LA EXPERIENCIA DE SOFÍA

Sofía tiene una bebé de un año que se despierta varias veces por la noche. En la revisión de pediatría, le dice a la enfermera que aún se despierta de noche para comer, pues hace varias tomas.

—Estoy preocupada porque las redes sociales dicen todo el rato que los niños de un año deberían dormir solos la noche entera y que ya no necesitan comer. Que si toman pecho es porque han adquirido malos hábitos. Nosotros hacemos colecho con nuestra hija, y yo no vivo mal sus despertares porque son fáciles de solucionar. Cuando se mueve un poco le ofrezco teta sin que siquiera abra los ojos y luego sigue durmiendo. Pero los mensajes contradictorios me preocupan. ¿Y si mi pequeña tiene un problema?

La enfermera examina a la niña y la ve muy despierta y sana.

—El sueño de las criaturas es madurativo —le explica—. Con un año es normal que siga pidiendo pecho por las noches. La mayoría de los bebés aún tienen varios despertares a esa edad, y se trata de algo totalmente fisiológico. Te felicito por esta lactancia de un año y te animo a continuar respetando los ritmos de tu hija.

A Sofía le tranquilizan las palabras de su enfermera. Quizá debiera dejar de leer esas publicaciones que hacen que dude y se sienta culpable. En realidad, le encanta dormir con su pequeña y encuentra que es muy práctico darle el pecho de noche, ya que facilita su descanso.

Decidida a saber más del sueño de los bebés, compra en la librería más cercana un libro sobre el tema de una gran experta. Quiere estar informada, esto le aporta tranquilidad y fuerza para respetar los ritmos madurativos de su bebé.

6

Alimentación del bebé durante los primeros seis meses

Como ya he explicado, la OMS, Unicef y la Asociación Española de Pediatría recomiendan, o bien la lactancia materna exclusiva y a demanda durante los primeros seis meses, o bien la lactancia con leche de fórmula artificial. Introducir alimentos antes de este periodo no se aconseja, ya que se aumenta el riesgo de atragantamiento, alergias y obesidad infantil. Tampoco se aconseja dar agua a los lactantes, pues con la leche materna o artificial tienen suficiente aporte de líquidos. En épocas de verano y calor nos puede preocupar que se deshidraten, por eso es importante ofrecerle siempre leche a demanda, es decir, cuando el bebé lo necesite. No deberíamos seguir horarios porque esto es especialmente peligroso en verano y con calor. Cuando los peques sudan y tienen sed, piden tomas más a menudo y más cortas. Esto sucede en todas las criaturas, con independencia del tipo de alimentación. El principal motivo para no recomendar agua en menores de seis meses es que el agua no alimenta, pero sí les llena el estómago, lo que podría interferir con una adecuada nutrición. Además, tanto la leche materna como las leches de fórmula tienen un gran porcentaje de agua.

Suplemento de vitamina D en los bebés

La vitamina D es más que una vitamina liposoluble. Su forma más activa, el calcitriol, se considera una hormona compleja que no solo interviene en la homeostasis del calcio, sino que, además, tiene otras múltiples funciones a nivel de diversos órganos, que incluyen la regulación del crecimiento celular. Es esencial para la absorción normal de calcio en el intestino y su déficit se asocia con raquitismo en niños, con osteomalacia (tanto en niños como en adultos) y mayor riesgo de infecciones.

Como mejor sintetizan los niños la vitamina D que precisan es mediante la exposición a la luz solar. Sin embargo, actualmente exponemos poco a las criaturas al sol, utilizamos demasiadas cremas solares, les tapamos la piel y pasamos poco tiempo al aire libre. Por este motivo, existe una importante deficiencia de vitamina D en la población. Se recomienda, por tanto, suplementar a todos los bebés menores de un año con dosis de 400 UI/día, que provoca cólicos en algunos pequeños. Por este motivo, las madres lactantes deben saber que existe una alternativa válida según la evidencia científica.

De acuerdo con la revisión de Cochrane de Tan y otros, en poblaciones de bajo riesgo de deficiencia no está claramente justificado suplementar a los bebés.[21] En poblaciones de alto riesgo de deficiencia, se puede administrar 400 UI/día directamente al bebé o suplementar con altas dosis a la madre lactante (4.000 UI/día o más) para la prevención de la deficiencia de vitamina D en el recién nacido. Su eficacia se ha probado en posteriores estudios como el de DePender.[22]

Esta estrategia podría ser doblemente beneficiosa, dado que mejoraría los niveles de vitamina D de las madres lactantes y sus criaturas simultáneamente.

No debemos olvidar que la exposición solar tiene efectos beneficiosos para la salud que parecen independientes de la síntesis de vitamina. A este respecto, varios autores consideran que los beneficios de la exposición a la luz UV de forma responsable superan a los riesgos.

Individualizar la estrategia de suplementación es clave y necesario.

21. Tan, M. L., S. A. Abrams y D. A. Osborn, «Vitamin D supplementation for term breastfed infants to prevent vitamin D deficiency and improve bone health», Cochrane Database of Systematic Reviews, 2020, n.º 12, art. n.º CD013046. doi: 10.1002/14651858.CD013046.pub2.

22. DePender, S., M. M. Russell, J. DeJager y S. S. Comstock, «Impact of Maternal Vitamin D Supplementation during Breastfeeding on Infant Serum Vitamin D Levels: A Narrative Review of the Recent Evidence», *Children. 2022*, n.º *9*, p. 1863. https://doi.org/10.3390/children9121863.

LA EXPERIENCIA DE LAURA

Laura acude al centro de salud con su bebé por primera vez. La pediatra le hace algunas preguntas sin mirarla mucho, explora al pequeño y le da una receta de vitamina D sin excesivas explicaciones, salvo que debe darle gotitas orales durante el primer año.

A los pocos días, Laura empieza a asociar su administración con cólicos y malestar de su bebé. Se lo dice a su pediatra, que no le hace demasiado caso.

Con los días, la situación no mejora y ella misma decide dejar de darle la vitamina D. Observa que el bebé ya no tiene cólicos. Vuelve a su pediatra para explicarle lo que ha observado, pero la médica la reprende, sin prestarle demasiada atención ni escuchar sus preocupaciones. Laura sale enfadada de la consulta. Se ha sentido menospreciada, infantilizada y juzgada. No piensa volver.

Al llegar a casa busca información y descubre que existen alternativas, pero necesita encontrar a una buena pediatra. Pide recomendaciones a sus amigas, y Lina, que ya tiene tres hijos, le pasa el contacto de la suya.

Laura pide hora y, al llegar el día, le explica lo que ha pasado con su pediatra y su bebé. Se siente escuchada y atendida, la médica la mira a los ojos y trata a su criatura con una ternura exquisita.

—¿Qué tipo de alimentación le das?

—Le estoy dando lactancia materna exclusiva.

—Existe la opción de mirar tus valores de vitamina D en sangre y suplementarte a ti en caso de necesidad, así el bebé también recibiría la dosis necesaria de esta vitamina a través de la leche materna.

Al salir de la consulta pide hora con su médica de cabecera para un análisis de sangre, tal y como le ha sugerido la pediatra. Los resultados reflejan una deficiencia de vitamina D. La pediatra le aconseja entonces que sea ella la que se suplemente. De modo que Laura comienza a tomar encantada la vitamina D, tranquila, porque su bebé adquiere la dosis necesaria a través de su leche.

Con los días, observa que su pequeño está tranquilo y no muestra malestar, así que se siente contenta con la decisión que ha tomado y dispuesta a no volver a la pediatra del centro de salud. Prefiere pagar a la nueva pediatra porque es alguien que las examina, atiende y escucha con atención, respeto y amor. Y, sobre todo, cuenta con una profesional que es capaz de individualizar los cuidados y ofrecer alternativas cuando es necesario.

7

Introducción a la alimentación complementaria

Como ya hemos visto, las recomendaciones oficiales son de lactancia materna exclusiva (o artificial) durante los primeros seis meses. A partir de entonces, se puede empezar a introducir alimentos si se cumplen los requisitos para hacerlo de forma segura:

- Tiene seis meses. Nunca antes porque se aumenta el riesgo de obesidad y atragantamiento.
- Está preparado a nivel motor, puede mantenerse sentado.
- Muestra interés por la comida.
- Ha perdido el reflejo de extrusión.
- Hace la coordinación mano-boca-ojo.

Es posible empezar sin ningún orden específico y por los alimentos que quieras, pero priorizando los ricos en hierro. Se introducen de uno en uno y se recomienda esperar tres días antes de pasar a alimentos nuevos, especialmente cuando son alergénicos. Retrasar la introducción de algunos alimentos puede aumentar el riesgo de alergias. También hay que evitar probar alimentos nuevos por la noche, pues es más complicado estar atentos si se produce alguna reacción alérgica.

Alimentos que debemos evitar durante el primer año

- Azúcar y sal.
- Miel.
- Leche de vaca.
- Queso y yogur a partir de los nueve meses.
- Tortitas de arroz o bebida de arroz.
- Verduras de hojas verdes.
- Frutos secos enteros.
- Peces grandes.
- Crustáceos.
- Algas.
- Procesados, aunque vengan en cajas con indicaciones específicas para bebés.

Hasta el año de vida la leche materna o artificial sigue siendo la fuente principal de alimento de la criatura. Esto es necesario y esencial para su buen desarrollo neurológico. Por lo tanto, primero daremos siempre la leche y después ofreceremos comida. Debe quedarnos claro que la comida no sustituye a la leche.

No se trata de que el bebé coma grandes cantidades, sino de que descubra, experimente y disfrute. Crear un ambiente seguro, familiar y cómodo y respetar los ritmos de cada criatura es esencial. Nunca debemos forzar ni ponerle comida en la boca, es peligroso. Dejaremos que sea siempre la criatura quien guíe el proceso y coma con sus manos. Hemos de respetar su autorregulación y autonomía.

Comer poco o tirar la comida forma parte del aprendizaje. Forzar puede facilitar la sobrealimentación, la obesidad y el destete precoz, así que nunca los regañaremos ni los forzaremos porque puede condicionar negativamente su relación con la comida.

La manera en la que iniciamos la alimentación complementaria y tratamos este hábito importante repercute en la salud y en la autoestima. Comer es muy importante, y adquirir hábitos saludables es clave para la salud física y emocional. Y todo esto empieza desde el primer minuto en el que ofrecemos alimentos.

¿Cereales de caja para los bebés?

Muchas personas, incluso pediatras desactualizados, siguen pensando que los bebés deben comenzar la alimentación complementaria con cereales de caja preparados para ellos. Estos preparados son ultraprocesados que contienen muchos azúcares y tienen un sabor muy dulce.

En absoluto es necesario ni recomendable dar cereales hidrolizados a las criaturas, mucho menos dentro del biberón, ya que la evidencia científica ha mostrado que las que los toman corren mucho más riesgo de obesidad en la infancia y en la vida adulta.

Entonces la gran pregunta es: ¿cómo les ofrecemos los cereales?

La respuesta es muy simple: dale comida real al bebé desde el primer día. Puedes preparar arroz, pasta, avena, quinoa, cuscús o maíz, solos o mezclados con verduras o proteínas. También pan de diferentes cereales, palitos o tortitas como snack con fruta, hummus, aguacate... Hay un sinfín de alimentos nutritivos que puedes preparar con los cereales y ofrecerle desde los seis meses.

Recuerda que la OMS y las sociedades científicas recomiendan nada de azúcar durante el primer año. Los cereales de caja hidrolizados contienen entre un 20 y un 30 por ciento de azúcar. Su sabor dulce predispone a las criaturas a rechazar otros alimentos y a tener preferencia para el dulce durante el resto de su vida.

La educación alimentaria empieza en la infancia. Olvídate de los pasillos de comida de bebé del supermercado. Ofrece comida nutritiva y lo menos procesada posible desde el primer día.

No es lo mismo ponerle comida en la boca al bebé que dejar que sea él quien se la ponga. Esto último es importante, porque, además de comer y alimentarse, permitimos que sea la criatura quien se autorregule según el hambre y lo que le apetece comer. Así pues, si fomentamos su autorregulación, propiciamos que coma por gusto, deseo y placer, no por obligación o porque toca. Le transmitimos que confiamos en él, en su capacidad de alimentarse según sus necesidades y mejoramos su autoestima.

El adulto debe ofrecer comida saludable, real y variada. Y la criatura es la que tendrá la oportunidad de elegir qué le apetece comer y descubrir las diferentes texturas y sabores.

Alimentos que podemos ofrecer

- **Fruta, verdura y tubérculos.** Se puede empezar por alimentos cocidos, como patata, zanahoria, calabaza, boniato, calabacín..., ya que son blandos y fáciles de gestionar. Manzana al horno, plátano, pera madura o aguacate también pueden ser opciones iniciales y que suelen gustarles. Podemos ofrecer tanta verdura o fruta como la criatura nos pida. La fruta es un buen snack siempre. Es recomendable evitar los zumos de fruta por su alto contenido en azúcares libres.
- **Carne. Todo tipo de carne cocinada:** pollo, pavo, cordero, cerdo o ternera, máximo 30 o 35 gramos al día. En función del tipo de cocción, será más fácil gestionar el alimento. Por ejemplo, al inicio es preferible hacer ela-

borados como minihamburguesas de pollo mezcladas con verduritas, ya que estas ablandan e hidratan la carne.

- **Pescado.** Es aconsejable empezar con el pescado blanco por tener un sabor más suave y descartar pescados con espinas. El pescado azul también se puede y se debe ofrecer (sardinas, boquerones o salmón), pero es importante evitar los grandes pescados con alto contenido de mercurio, como el atún o el pez espada, hasta los diez años.
- **Huevo.** Se puede ofrecer al principio la yema cocida y posteriormente la clara cocinada. Si lo tolera bien por separado, el siguiente paso ya es darle todo junto, por ejemplo, tortilla francesa o con verduras o patata.
- **Legumbres.** Hasta dos o tres veces por semana, pues tienen un alto contenido proteico. Al inicio, pueden ser chafadas o en hamburguesas, o croquetas mezcladas con verduras.
- **Frutos secos.** Se pueden introducir triturados desde los seis meses hasta los cinco años. Una opción es mezclarlos en elaborados o ponerlos por encima de algunas comidas.
- **Cereales.** Elegir los menos procesados, como el arroz, la sémola de mijo, los copos de avena, la pasta, las tortitas o el pan. Se deben introducir con gluten desde el inicio y nunca poner dentro del biberón en polvo. Hay una amplia gama (trigo, avena, cebada, centeno, espelta...) y se puede ir variando.
- **Aceite de oliva virgen.** Por encima de las verduras, cereales o proteínas.

Recuerda que al inicio se ofrecen los alimentos en corte largo para que puedan cogerlos con facilidad. Cuando ya son capaces de hacer pinza, podemos pasar a los trozos pequeños. Y, a partir del año, proporcionar cubiertos para que empiecen a familiarizarse.

Acompañaremos su comida con agua, que se puede dar en vaso de cristal pequeño desde el inicio.

Las veces que podemos ofrecer comida dependen de cada familia y niño, pero habitualmente, si están despiertos cuando nosotros comemos, quieren participar; así podemos prepararles un plato con la comida que nosotros estamos comiendo, pero adaptada.

¿Y si quiero darle purés?

- Si en la familia se comen purés, también podemos ofrecérselos al bebé.
- De forma respetuosa, le ayudaremos con la cuchara y se lo acercaremos para que lo pruebe si le apetece. Si muestra interés, cogerá la cuchara y se la llevará él solito en la boca. Nunca le pondremos la comida nosotros en la boca si no ha mostrado interés por hacerlo solo.
- Los purés de textura triturada no pueden ser el único alimento que le ofrezcamos a la criatura, pues perderá el reflejo de masticación que tienen al inicio y luego será más difícil introducir otras texturas.

- Una buena opción son los purés con grumos y diferentes texturas.
- En todo caso, nunca hay que pasar a los sólidos más allá de los nueve meses. La OMS recomienda que todas las criaturas coman trozos a los ocho meses, y a los doce, lo mismo que el resto de la familia, aunque adaptado a su edad.

Si el bebé tiene muchas arcadas con la comida, es que aún no está preparado para gestionar los sólidos. Se trata de un mecanismo fisiológico para evitar atragantarse. Es importante que un adulto siempre esté presente mientras la criatura come, no desatender ni ofrecer alimentos peligrosos (duros como la zanahoria o la manzana cruda) ni que coman mientras juegan para evitar el atragantamiento. También se recomienda que todos los alimentos se deshagan con tan solo aplastarlos con los dedos y descartar formas peligrosas como las redondas (aceitunas, uvas…) sin cortar.

Es muy aconsejable realizar un curso de primeros auxilios antes de comenzar con la alimentación complementaria. Suele dar a los padres confianza y seguridad, además de herramientas para solventar cualquier imprevisto que pueda ocurrir.

LA EXPERIENCIA DE OLIVIA

Su segundo hijo está a punto de cumplir seis meses, se mantiene sentado en su regazo y está muy interesado por la comida.

Olivia optó por ofrecerle papillas a su primera hija desde los cinco meses, tal y como le había indicado su pediatra. Luego fue muy complicado pasar a otras texturas; hubo mucho rechazo y sufrimiento. A los dos años, la pequeña aún no aceptaba trozos, solo quería purés.

Su amiga Carmen había optado por el Baby Led Weaning con su hija (el BLW trata del inicio de la alimentación complementaria autorregulada por el bebé, en la que se presentan los alimentos en diferentes texturas y formatos, sin pasar antes por los triturados) y Olivia se arrepintió mucho de no haberse informado bien, aunque con el tiempo ha entendido que no fue culpa suya, sino de la pediatra desactualizada que la acompañó en su primera crianza.

Así que esta vez no piensa pasar por lo mismo. Cambia de pediatra, lee libros, se informa y hace un curso de primeros auxilios online. Quiere ofrecer diferentes texturas a su criatura desde el primer día, respetar su regulación y conseguir que la hora de comer sea un espacio agradable y no de lucha.

Cuando su pediatra ve que su bebé cumple todos los requisitos y le da el visto bueno para comenzar, el primer día le coloca delante un poco de patata hervida, pues ellos van a tomar patata con alubias. El bebé la chafa, se lleva un puñado a la boca y pone caras extrañas. Escupe, chafa más, se vuelve a poner la mano en la boca, traga un poco y tira al suelo lo que queda. Toda una experiencia sensorial. Su hermana se divierte a su lado mirando el espectáculo. Y el bebé se ríe y parece disfrutar.

Así van pasando los días, la criatura no come mucho, pero lo pasa bien y va probando poco a poco diferentes alimentos y texturas. Algunos le gustan más, otros menos. Sus heces cambian y empiezan a ser más sólidas y a oler mal, o sea que, desde luego, algo come.

A los ocho meses, el pequeño come con un gusto que apetece mirar. Olivia le pone la comida en la bandeja de la trona y él con las manos degusta las diferentes texturas y se lleva a la boca la comida, que mastica como un adulto, aunque solo tiene dos dientes.

Olivia está maravillada con esta segunda experiencia. Tiene que limpiar el doble y lavar a su bebé de pies a cabeza después de cada comida, pero es tan satisfactorio verle comer que el esfuerzo vale la pena.

8

El porteo

Los bebés nacen especialmente vulnerables y dependientes del cuerpo de la madre y de la respuesta de ella a sus demandas. Ya hemos visto que el contacto es importante para su bienestar y desarrollo. Y el porteo es una herramienta de transporte milenaria que permite el contacto continuo de la criatura con sus figuras de apego y fomenta el vínculo, la estimulación y el desarrollo.

Exterogestación

- Los bebés se gestan alrededor de nueve meses y nacen totalmente dependientes a nivel físico y emocional.

- Nacen antes de que su cerebro esté desarrollado, si no, sería imposible pasar por la pelvis de la madre.
- Su cerebro sigue creciendo y formándose durante los primeros años. Para que esto ocurra se deben dar unas circunstancias óptimas.
- Se cree que, después del nacimiento, los bebés necesitan una exterogestación en unas condiciones similares a las que tenían dentro del útero para acabar de desarrollarse.
- Esto es necesario especialmente durante los primeros nueve meses. Nueve meses dentro, nueve meses fuera. Aunque puede extenderse incluso más.
- La criatura precisa calor, alimento, contacto y protección.
- El bebé descubre el mundo a través del cuerpo de la madre, ya que aún desconoce que es un ser independiente de ella.
- El porteo nos facilita esta fase de mucha presencia y cuerpo, ya que nos permite hacer otras tareas con el bebé pegado a nosotras.
- Cuando la criatura empieza a desplazarse sin nuestra ayuda, finaliza la exterogestación.

Crisis de separación

- Los bebés se reconocen como un ser independiente de su madre entre los siete y nueve meses. En este punto, aparece la angustia por la separación.
- No es un retroceso que el bebé empiece a pedir más brazos de mamá y llore cuando esta se aleja, sino que es un avance en su desarrollo normal. Ni le estás mala-

costumbrando ni tiene mamitis, y tampoco hay nada de malo en ello.

- La criatura descubre que es una persona y que no forma parte del cuerpo de la madre como había creído hasta ese momento. Y este descubrimiento le aterra, pues si mamá se aleja, puede que no vuelva.
- Así que antes aceptaba brazos de otras personas y ahora puede que llore con los demás y pida volver con mamá. Realmente sufren por su supervivencia cuando no están cerca de su madre de día y de noche.
- Brazos, amor, besos, colecho, porteo y paciencia es lo que necesita. Lo que esta crisis de separación en realidad te está diciendo es que ha creado un vínculo afectivo sano con su figura de apego principal, que habitualmente eres tú, la madre.
- Y poco a poco, a medida que descubra que, aunque te alejes, vuelves, irá desapareciendo esa angustia y ese dolor. Se trata de una etapa más de su neurodesarrollo que nos muestra que ha finalizado la exterogestación.

Según un estudio de Ranking y Turner,[23] el porteo favorece el apego seguro, y portear a nuestros bebés también se asocia con una mayor duración de la lactancia materna, según Little y otros colegas.[24] Además, un artículo de Ló-

23. Rankin Williams, L., P. Turner, «Infant carrying as a tool to promote secure attachments in young mothers: Comparing intervention and control infants during the still-face paradigm», *Infant Behavior and Development*, 2020, p. 58.

24. Little, E. E., C. C. Cioffi, L. Bain, C. H. Legare y J. Hahn-Holbrook, «An Infant Carrier Intervention and Breastfeeding Duration: A Randomized

pez Acuña y Salmerón atribuye muchos otros beneficios a esta práctica, como la prevención de la plagiocefalia postural o de la displasia de cadera.[25]

Porteo seguro

- Se debe utilizar porteo ergonómico que respete la postura fisiológica del bebé:
    - Espalda en forma de «C» y piernas en forma de «M».
    - Pelvis basculada.
    - Piernas en flexión, no extendidas.
    - Rodillas separadas a la anchura de los hombros.
    - El cuerpo enfocado al porteador, nunca hacia fuera.
    - La cabeza debe quedar a la altura para poder darle un beso.
- Hay que asegurarse de que las vías aéreas estén despejadas y de que tenga la cara visible.
- Se puede elegir fular, bandolera o mochila dependiendo de las necesidades, los objetivos y la edad de la criatura.
- Se recomienda el asesoramiento personalizado antes de la compra.

Controlled Trial», *Pediatrics*, 2021, n.º 148(1), e2020049717. doi: 10.1542/peds.2020-049717. Epub 30 de junio de 2021. PMID: 34193622.

25. López Acuña, E. S. y M. A. Salmerón Ruiz, «El porteo ergonómico», *Pediatría Integral*, 2014, n.º XVIII(10), pp. 774-780.

LA EXPERIENCIA DE MARÍA

María tiene una criatura de tres meses que viviría encima de su cuerpo. Ella pensaba que el porteo la ayudaría, pero la bebé no soporta ir en la mochila que le regalaron. No puede hacer nada en casa y salir a la calle es un drama porque no quiere el carrito ni tampoco la mochila, solo brazos. Y ella empieza a tener la espalda destrozada.

Un día, paseando por el barrio, María ve una tienda especializada en porteo y entra. Le comenta a la chica del mostrador que tiene una mochila, pero que quizá algo se le escape porque a su hija no le gusta nada.

La chica le dice que está en el lugar adecuado, que ella es asesora de porteo y puede ayudarla a reajustar la mochila. Cuando María la saca, la asesora enseguida le dice que a su hija no le gusta ese portabebés porque no es ergonómico y lo más probable es que vaya incómoda en él.

María se queda muy sorprendida y le pregunta a qué se refiere, pues es un portabebés de una tienda de renombre, y no entiende cómo es posible que no sea ergonómico.

La asesora de porteo le muestra las diferencias entre una mochila ergonómica y una no ergonómica, y le explica los riesgos de portear de forma incorrecta para la espalda, los genitales y las caderas del bebé. Y lamenta que este tipo de portabebés se vendan, pero es una realidad.

María se deja aconsejar y acaba comprando una mochila ergonómica evolutiva, ya que, en cuanto la ha probado, su bebé se ha quedado dormida. Está muy sorprendida y agradecida.

Sale de la tienda con su nueva mochila y su bebé durmiendo en ella. Qué gozo poder pasear con su criatura encima y tener los brazos libres. La espalda no le molesta y, además, la asesora le ha enseñado a dar el pecho porteando. Siente que esto le facilitará muchísimo la vida y está contenta de haber preguntado a una persona experta.

9

El movimiento y el juego

Sabemos que el desarrollo psicomotor de las criaturas es un proceso madurativo. Cada bebé evoluciona a su ritmo y no necesitamos enseñarlos a moverse porque se trata de un aprendizaje que debería ser autónomo, desde la atenta mirada adulta y sin interferencias para respetar su iniciativa, su descubrimiento y su autonomía.

Sin embargo, en el contexto en el que vivimos, en el que se premia ganar, ser el primero y se tiende a la comparación, es difícil respetar que hay criaturas más precoces en su desarrollo motor y que otras lo son menos. Nos llegan mensajes externos agresivos acerca de la necesidad de estimular el movimiento, pero este, en niños sanos y de desarrollo óptimo, no debería enseñarse ni estimularse.

Esto es, precisamente, lo que defiende el movimiento libre. Se trata de crear espacios adecuados para la edad del niño y permitir la libre exploración del entorno y el cuerpo sin intervención adulta. Empezaremos poniendo al bebé bocarriba en el suelo en una superficie adaptada y, a partir de esta postura, irá evolucionando y adquiriendo nuevas posturas por sí solo, descubrirá su capacidad autónoma para moverse y fomentará su autonomía al verse capaz de conseguir logros nuevos sin ayuda. La figura de apego acompañará el juego sin interferir, proporcionará objetos apropiados para su práctica según la edad, los dejará a su alcance y evitará colocar a la criatura en posturas que ella misma no puede asumir de forma autónoma.

Evolución natural del movimiento sin interferencia adulta

- Ponemos al bebé en el suelo bocarriba. Con los días irá girando la cabeza de un lado a otro, después su cuerpo, hasta descubrir que puede ponerse de lado.
- Un día conseguirá darse la vuelta y quedarse bocabajo, hasta que vea que puede volver a su posición inicial rodando sobre sí mismo.
- En posición bocabajo conseguirá arrastrarse y después gatear, reparará en que puede desplazarse solo.
- A partir de la postura del gateo, se dará cuenta de que puede sentarse solo y después arrodillarse.

- El siguiente paso será ponerse de pie sujetándose con muebles, luego se desplazará hacia un lado u otro sin soltarse de su punto de agarre.
- Finalmente, un día desarrollará la marcha autónoma.

Es importante que entendamos que decirle a una criatura cómo debe moverse o jugar le creará dependencia de la figura adulta, además de afectar a su autonomía, a su autoestima y a su creatividad de forma negativa. El juego y el movimiento son fundamentales para el neurodesarrollo, por lo que deberíamos fomentarlos desde una perspectiva saludable, calmada, libre de exigencias y de temor.

Recomendaciones para el juego del bebé

- Proporcionar espacios seguros de juego en el suelo, libres de objetos peligrosos, para evitar el «no» continuo.
- Disponer de una superficie firme semirrígida en el suelo.
- Vestir a la criatura con ropa cómoda y sin calzado ni calcetines.
- Acompañar y estar disponible siempre, pero sin dirigir el juego.
- Ofrecer juguetes sencillos de materiales naturales

adecuados a su edad. Evitar la hiperestimulación con luces de colores o sonidos estridentes o los gimnasios de bebés que estimulan desde arriba con objetos, pues privan el descubrimiento libre del entorno y del propio cuerpo.

- Colocar al bebé siempre bocarriba y permitir que sea él quien vaya descubriendo los diferentes logros del movimiento según su maduración y desarrollo. Las primeras veces que se dan la vuelta solos es posible que no sepan volver a su posición inicial, muestren frustración y lloren pidiendo ayuda. La figura adulta le ayudará verbalizando lo que está haciendo.
- Poner a su alcance pocos juguetes para que los vaya descubriendo poco a poco. Las pelotas blandas o los pañuelos de tela suaves pueden ser elementos ideales para empezar, ya que son fáciles de coger y tienen múltiples oportunidades exploratorias.
- Variar con frecuencia los materiales que le ofrecemos para despertar su curiosidad.

Es aconsejable evitar espacios reducidos como parques de bebés o superficies que condicionen su postura, por ejemplo, tronas, hamacas, etc., durante largos periodos. Son elementos totalmente prescindibles que no benefician ni su desarrollo ni el libre movimiento, sino que fuerzan posturas del bebé, aumentan el riesgo de deformidades craneales y dificultan su autonomía. Pueden sernos útiles en momentos determinados, pero debemos recordar que el hogar del bebé es el cuerpo de la madre o su figura de apego, y, si queremos dejar que juegue o se mueva autónomamente, el mejor sitio es el suelo.

Una vez que es capaz de adoptar posiciones por sí mismo, como mantenerse sentado, sí que podemos utilizar artilugios como la trona para comer.

Cuando propiciamos que el movimiento y el juego se adquieran desde una perspectiva de respeto, calma y autonomía, vemos que las criaturas se mueven, corren, son activas y pueden ocupar el espacio que les proporcionamos para jugar libremente y de forma segura.

Recomendaciones para el juego y el movimiento cuando ya se desplazan solos

- Los pequeños necesitan jugar al aire libre y en la naturaleza todos los días. Es interesante que puedan entretenerse con elementos de la naturaleza como piedras, arena, barro, agua, césped...
- Es importante que vistan ropa cómoda y calzado respetuoso para propiciar su movimiento.
- En espacios seguros, facilitar que vayan descalzos para fomentar la sensorialidad.
- Ensuciarse es normal y forma parte de la exploración de las criaturas. Hacerlo beneficia su salud y enriquece su microbiota. Existe una relación directa entre esta y el desarrollo cerebral y la conducta. Algunos estudios recientes, como el de Sobko y otros colegas, muestran

el impacto de su exposición a las bacterias de la naturaleza con resultados beneficiosos para la microbiota intestinal, la conducta y serotonina de nuestros hijos.[26]

- Debemos favorecer su imaginación sin interferir en su juego. El papel del adulto es acompañar desde la atenta mirada, pero sin condicionar el descubrimiento.

Evitar el uso de pantallas durante la primera infancia es esencial. A mayor exposición, mayor riesgo de trastornos del neurodesarrollo, según Takahashi y otros.[27] Durante los primeros dos años, las criaturas no se benefician del uso de la tecnología. Necesitan descubrir el mundo a través del juego y la interacción social, y no a través de las pantallas. Estudios recientes, como el de Karani, muestran una asociación negativa entre el uso temprano de pantallas y el desarrollo del lenguaje.[28]

Todo el tiempo que un niño dedique a mirar una pan-

26. Sobko, T., S. Liang, W. H. G. Cheng *et al.*, «Impact of outdoor nature-related activities on gut microbiota, fecal serotonin, and perceived stress in preschool children: the Play &G row randomized controlled trial», *Scientific Reports*, 2020, n.º 10, 21993. https://doi.org/10.1038/s41598-020-78642-2.

27. Takahashi, N., K. J. Tsuchiya, A. Okumura, T. Harada, T. Iwabuchi, M. Shafiur Rahman, H. Kuwabara, Y. Nomura y T. Nishimura, «The association between screen time and genetic risks for neurodevelopmental disorders in children», *Psychiatry Research*, 2023, 115395, ISSN 0165-1781, https://doi.org/10.1016/j.psychres.2023.115395.

28. Karani, N. F., J. Sher y M. Mophosho, «The influence of screen time on children's language development: A scoping review», *South African Journal of Communication Disorders*, 2022, n.º 9; 69(1), pp. 1-7. doi: 10.4102/sajcd.v69i1.825. PMID: 35144436; PMCID: PMC8905397.

talla es tiempo que ha perdido de juego, de descubrimiento e imaginación. Permitamos que descubran el mundo real antes de adentrarlos en el mundo imaginario o tecnológico.

LA EXPERIENCIA DE CELIA

Celia tiene un niño de dieciséis meses. Se pone de pie cogido a los muebles del comedor, pero aún no se anima a caminar. Ella le da las manos para practicar, pero empieza a estar preocupada, pues todos los hijos de sus amigas caminaban con un año.

Un día por la tarde quedan con los abuelos. La abuela le ha llevado un correpasillos. Le dice a Celia que, si le pone en el aparato, el niño podrá moverse solo y fortalecer las piernas para caminar antes. Celia no lo ve muy claro, pero decide preguntárselo a su pediatra, pues tienen cita esta semana.

Celia le expone sus preocupaciones a la pediatra y le pregunta sobre el correpasillos. Ella le explica que su hijo aún está dentro de los límites normales, se pone de pie sin ayuda y simplemente hay que esperar a que él solito dé el paso para empezar a caminar cuando se sienta preparado. Además, le recomienda no utilizar bajo ningún concepto el correpasillos: es un artilugio peligroso y no recomendado por el alto riesgo de accidentes que supone.

De camino a casa, Celia ve en un cartel del Ayuntamiento el anuncio sobre actividad de psicomotricidad para bebés. Entra a pedir información y se apunta.

El primer día se queda sorprendida al entrar. Se imaginaba una sala en la que alguien dirigiría unos ejercicios de psicomotricidad para las criaturas, pero se encuentra con un espacio bonito, preparado para el juego libre. Obstáculos, colchonetas, cuerdas, objetos sensoriales, escaleras, rampas y tablas de equilibrio son solamente algunos de los materiales de madera que hay. Las madres o acompañantes se sientan y dejan a sus criaturas explorar el ambiente a su ritmo.

Celia se pregunta si con eso su hijo aprenderá a caminar más rápido... La educadora le explica que no se trata de fomentar ni forzar los aprendizajes, sino de dejar que las criaturas vayan adquiriendo habilidades según sus ritmos madurativos. Que lo importante es que exploren, jueguen, descubran a través del cuerpo y fomenten su autonomía. Los adultos deben interferir poco para que vayan ganando confianza en sí mismos.

Celia confía. La verdad es que su pequeño lo pasa genial cada vez que acuden. Y en tres semanas ha hecho un cambio grande, parece que empieza a dar algunos pasos solo y sin ayuda. Ella ya no insiste en practicar que camine dándole las manos, ha entendido que es mejor no interferir para fomentar su autonomía y su autoestima. Ve que el pequeño se siente orgulloso de sí mismo con cada paso nuevo que da. Qué felicidad observa en sus logros.

10

Vuelta al trabajo remunerado y separación

En España disponemos de dieciséis semanas de permiso para cada progenitor tras el nacimiento de un hijo, durante las cuales reciben el cien por cien de su salario. Los permisos no son transferibles. Esto implica que no se pueden ceder los días entre progenitores. Una vez más, el sistema vulnera nuestras libertades y ejerce paternalismo sobre nuestras crianzas.

Prestaciones en España por nacimiento y cuidado del menor en 2023

- Permiso materno y paterno de dieciséis semanas remuneradas e intransferibles, pagadas al cien por cien de la base de contingencias comunes que refleja la nómina y que paga la Seguridad Social. De estas dieciséis semanas, es obligatorio realizar las seis primeras de forma ininterrumpida. Las diez semanas restantes se disfrutarán en periodos semanales, de forma acumulada o interrumpida, dentro de los doce meses siguientes al parto.
- Permiso de lactancia de una hora al día durante los primeros nueve meses. Se pueden compactar en quince días, alargando el permiso maternal; lo paga la empresa.
- Ayuda de 100 euros al mes o deducción de 1.200 euros del IRPF cada año a todas las madres con menores de tres años.
- Ayuda de hasta 100 euros al mes para las familias con ingreso mínimo vital.
- Ayuda por hijo con discapacidad del 33 por ciento o superior.
- Prestación por parto o adopción múltiple.
- Pago único por nacimiento o adopción en familias numerosas, monoparentales o en caso de madre con discapacidad.
- Deducción por familia numerosa o monoparental.
- Deducción de cheque-guardería en la declaración de la renta de 1.000 euros por gastos de escolarización.

Mientras los permisos de paternidad han aumentado durante los últimos años llegando a equipararse con los de la madre, los maternales siguen congelados desde 1989. Esta equiparación se llevó a cabo para reducir desigualdades, pero no hay mayor desigualdad que la que ignora nuestras diferencias, como dijo Casilda Rodrigáñez.

No es justo que tengamos los mismos permisos si las madres gestamos, parimos y amamantamos. No es justo que no se reconozca lo que hacemos. No es justo que se ignoren los cambios y los procesos por los que nuestros cuerpos transitan en un periodo tan breve, cambios que requieren tiempo para recuperarnos física y mentalmente. No es justo que se ignoren nuestras diferencias a costa de nuestra salud mental y, sobre todo, de las necesidades de la infancia. No es justo que ni siquiera se nos permitan los seis meses de lactancia materna a demanda exclusiva que recomienda el propio sistema. No es justo que se nos obligue a una separación precoz forzada en beneficio de la productividad.

Mantenimiento de la lactancia materna y vuelta al trabajo remunerado

Lo primero que debes saber es que no tienes que dejar la lactancia por volver al trabajo. Puedes trabajar y seguir lactando durante años, aunque probablemente al principio sea agobiante y difícil.

Todo depende de la edad de separación. Si es antes de los seis meses de tu bebé, vas a necesitar un banco de leche materna, porque tu criatura continúa siendo lactante exclusivamente. También dependerá de las horas de separación. A menudo, si son pocas horas, los bebés esperan a la madre y recuperan el tiempo perdido cuando se reencuentran.

Si la separación se produce cuando la alimentación complementaria ya ha comenzado, dependerá de las horas de separación. Una opción es que le des el pecho antes de irte, que mientras estés fuera los cuidadores le ofrezcan algún tentempié de alimentación complementaria y que cuando vuelvas lo primero que hagas sea darle teta de nuevo.

Si quieres dejar leche materna durante tu ausencia, se le puede dar en vaso o cuchara. No tiene por qué ser en biberón. Los bebés alimentados con leche materna suelen rechazar los biberones, y es normal, por lo que lo mejor es no forzar ni adelantar acontecimientos. Cuando llegue el momento de la separación, la persona que se quede a cargo de la criatura ya encontrará la fórmula para darle de comer y hacerla dormir.

Los bebés se adaptan bien y rápidamente, aunque al inicio es normal que se muestren disconformes con la separación, por ello hay que validar sus emociones y compensar mucho cuando madre y bebé se reencuentran. Probablemente haga más tomas que antes durante las horas que estéis juntos.

Diez consejos

1. Una vez que la lactancia esté establecida, comienza despacio a hacer un banco de leche.
2. Si empiezas pronto, con una extracción diaria tendrás suficiente banco para estar tranquila llegado el momento.
3. Puedes guardar la leche en la nevera de tres a cinco días, y en el congelador a 19 ºC bajo cero, hasta seis meses. Utiliza bolsas especiales sin bisfenol o botes de cristal bien etiquetados. Mejor guarda cantidades pequeñas de unos 50 centímetros cúbicos para minimizar pérdidas.
4. Para sacar más leche en poco tiempo, aprovecha a poner el sacaleches en un pecho cuando tienes al bebé en el otro. También puedes dar más un pecho que otro durante la noche y por la mañana sacar del más cargado.
5. Compra un buen sacaleches si sabes que le darás un uso duradero; vale la pena invertir en practicidad y tiempo.
6. Ofrécele siempre el pecho antes de irte y, a la vuelta, barra libre. Las criaturas compensan el aporte de leche que necesitan cuando están contigo, así que es esperable un aumento de la demanda cuando estéis juntas.
7. Si no acepta biberón, los cuidadores pueden ofrecer la leche en vaso o cuchara.
8. Recuerda seguir con las extracciones una vez que comiences a trabajar. Aprovecha los ratos de descanso; si tienes un sacaleches manos libres puedes

comer y sacarte leche a la vez para descongestionar el pecho.

9. Guarda la leche extraída en el trabajo en la nevera y utiliza una portátil para el transporte. La leche extraída del día puedes, o bien dejarla para dársela al bebé al día siguiente, o bien congelarla.
10. Mira fotos del bebé mientras te extraes leche en el trabajo o llévate una prenda de ropa suya usada. Esto facilitará la eyección de oxitocina y que puedas sacarte más leche en poco tiempo.

Los permisos maternales más largos son protectores para la salud mental de las madres y así lo demuestra una revisión sistemática publicada en 2023 en la revista *The Lancet*.[29]

El sistema no nos está protegiendo ni a nosotras ni a nuestras criaturas. Dieciséis semanas no son suficientes para las madres, y menos aún para los bebés. Es maravilloso que se amplíen los permisos paternales, pero la prioridad somos las madres, pues somos quienes experimentamos en nuestro cuerpo el embarazo, el parto y la lactancia. Y no es un capricho, es una necesidad que avala la ciencia si queremos una salud materna e infantil mejor.

29. Heshmati, A., H. Honkaniemi y S. P. Juárez, «The effect of parental leave on parents' mental health: a systematic review», *The Lancet Public Health*, 2023, n.º 8(1), pp. 57-75. doi: 10.1016/S2468-2667(22)00311-5. PMID: 36603912.

La separación

La separación forzada y precoz con nuestra criatura puede ser muy dolorosa para ambas partes. Validar lo que sentimos es importante, no nos ayuda que nos digan que no pasa nada, que nuestro bebé estará bien en nuestra ausencia.

Tenemos una gran capacidad de adaptación y podremos manejar la situación con más o menos ansiedad, pero el dolor estará y el sentimiento de fallar a nuestra criatura por no poder estar con ella cuando más nos necesita nos corromperá por dentro.

Y es lógico y válido que nos sintamos vulnerables ante esta situación injusta. Lo primero que quiero que sepas es que volver al trabajo, aunque dolerá, no romperá vuestra relación ni vuestro vínculo.

Tu bebé aprenderá a estar con otras personas y creará vínculo con ellas. Seguramente los primeros días no serán fáciles y se quejará de la situación; es totalmente normal, pues quiere estar con mamá. Sin embargo, con los días integrará que la persona que le cuida en tu ausencia también le protege y puede satisfacer sus necesidades.

Es clave poder hacer una adaptación digna para la madre y la criatura. Esto facilitará la transición y el bienestar de ambas. Cuanto más progresiva sea la adaptación, más respetuosa será para todos los implicados. Si la criatura conoce a las personas que la cuidarán en tu ausencia y tiene vínculo con ellas, se quedará más tranquila mientras faltes y tú te sentirás más segura y confiada.

Nunca te vayas sin decirle adiós. Es habitual querer desaparecer cuando no nos ven o están distraídos para evitar el llanto de la separación, pero no lo evitaremos, ocurrirá indefectiblemente cuando te busque y no te encuentre, con la única diferencia de que tú no lo verás. Es importante que te despidas y le expliques que te vas un rato, pero que vas a volver.

Cuando regreses a casa, tu bebé te recibirá con ojos brillantes y de amor. Durante las horas que estéis juntos verás que te reclama más que nunca, pues necesita recuperar las horas que ha estado sin ti.

Mucho piel con piel, mimos, porteo, dormir juntos y teta a demanda si hay lactancia materna.

La equiparación de los permisos continúa poniendo de manifiesto las desigualdades de las madres frente a los padres, dado que seguimos siendo las que cogemos más del 85 por ciento de las excedencias por cuidados y el 90 por ciento de las reducciones de jornada, con el empobrecimiento que esto supone para nosotras. Las madres seguimos cuidando gratis, con una mayor tasa de desempleo y más precariedad laboral. Esto nos muestra que los permisos iguales e intransferibles no son la solución a nuestros problemas ni a nuestra discriminación laboral.

Además, se trata de una medida discriminatoria para las madres monoparentales, puesto que sus criaturas solo pueden disfrutar de la mitad de permiso que las nacidas en familias biparentales.

Por todo lo anterior, lo ideal sería garantizar permisos de nacimiento de un año como mínimo, universales y transferibles para que cada familia organice los cuidados como desee, sin imposición del sistema, dejando en nuestras manos la verdadera libertad para cuidar a nuestros hijos.

LA EXPERIENCIA DE ALBA

Alba tiene que volver al trabajo pronto. Ha gastado sus dieciséis semanas de permiso laboral y ha juntado las vacaciones y el permiso de lactancia. Con todo, ha conseguido estar con su pequeña cinco meses y medio. Se siente impotente y vulnerable. Ella hace lactancia materna a demanda y no quiere separarse de su criatura. No puede soportar la idea de tener que dejarla para volver al trabajo remunerado, pero no tiene más opciones. Lo que sí ha conseguido es una reducción de jornada, así que estará fuera de casa unas seis horas.

La pequeña se quedará con el padre, que utilizará sus semanas de permiso, y luego con la abuela. Todos están preocupados porque la criatura rechaza todos los biberones que han probado. Llora cuando se lo ofrecen y solo se consuela al pecho.

Alba siente mucha presión porque, además, la están

haciendo sentir culpable por haberla acostumbrado solo a ella.

—¿Y ahora qué? ¿Cómo lo haremos nosotros sin la teta? —le dicen.

Alba se siente mal, impotente y desbordada. Cuando quedan quince días para volver al trabajo, decide contratar a una matrona experta en lactancia para que la asesore y la ayude a gestionar la situación. La matrona la tranquiliza.

—Ahora todo parece difícil, pero podréis hacerlo. La separación duele en el alma, pero aprenderéis a gestionarlo. No anticipes las tomas de biberón y mientras podáis estar juntas no fuerces acontecimientos. Además, al estar pocas horas separadas, puedes dejar leche para un par de tomas, aunque lo más probable es que la criatura mame mucho cuando estéis juntas y coma poco durante la separación.

Alba se tranquiliza cuando la matrona le asegura que la niña no morirá de hambre, que los bebés se gestionan muy bien y lo más frecuente es que aumenten mucho la demanda el resto del día para compensar las horas de separación.

—De todos modos —añade—, te recomiendo adquirir un sacaleches inalámbrico para que puedas sacarte leche en el trabajo una vez sin tener que parar, puesto que dices que no te dan tiempo para hacerlo. Llévate una nevera portátil y guarda la leche extraída en ella. Al llegar a casa debes dejarla en el frigorífico para que la puedan utilizar al día siguiente en tu ausencia.

Como tiene dos semanas de margen, le sugiere empezar a hacer un banco de leche, una extracción diaria de un pecho mientras la criatura mama del otro. El sacaleches inalámbrico es práctico y puede hacer las dos cosas a la vez.

—La leche que te vayas sacando es mejor guardarla en bolsitas pequeñas de 50 centilitros y congelarlas —le aconseja.

Además, su pequeña está a punto de cumplir seis meses, así que pronto iniciarán la alimentación complementaria, lo que facilitará el proceso. La matrona les recomienda que, una vez introducidos algunos alimentos, aprovechen para dárselos durante su ausencia, especialmente si rechaza la leche.

—Te aconsejo que des pecho a demanda antes de irte al trabajo y al volver. Y confía en tu bebé, ellos solitos saben gestionarse muy bien. Mientras estés fuera, pueden ofrecerle tu leche en vaso o cuchara si no quiere el biberón. Y cuando empiece con alimentos, también alguna comida en ese espacio de separación. Lo más importante —insiste— es que entiendas que no pasará hambre. Si realmente quiere comer, lo hará, y si no, te esperará.

—¿Y sobre el tema de dormir?

—Tranquila, no tienes que cambiar nada, son los demás quienes deben encontrar su propia fórmula para calmar y dormir al bebé. Te sugiero que dejes la mochila de porteo al padre o la abuela y que cuando la niña muestre signos de cansancio la paseen en el portabebés. Seguro que en pocos días asocia que para dormir con papá o la abuela cuando tú no estás la mochila y las canciones están genial.

Al finalizar la asesoría, Alba se queda muy tranquila.

Sigue nerviosa, pero ahora sabe cómo gestionar la situación y entiende que ella no tiene que forzar cosas ni cambiar su relación con la pequeña. Cuando llegue el momento de la separación, no será fácil, pero ambas estarán bien y aprenderán a gestionarlo. Las personas que se queden con la pequeña hallarán la forma de alimentar y calmar a su bebé en su ausencia.

11

Excedencia por cuidados

El BOE, en el artículo 46 de la Ley 8/1980, de 10 de marzo, del Estatuto de los Trabajadores, cita que estos tendrán derecho a un periodo de excedencia no superior a tres años para atender al cuidado de cada hijo, tanto cuando lo sea por naturaleza como por adopción, a contar desde la fecha de nacimiento o adopción de este. Durante este periodo no se cobra, pero se computa antigüedad igualmente.

Aunque este derecho se aplica a ambos progenitores, si los hay, la mayoría de las excedencias por cuidados las realizan las madres. Si la excedencia es inferior a un año, la empresa debe guardar nuestro puesto de trabajo. Si es superior a un año, la empresa garantiza un puesto de la misma categoría profesional.

Pero... ¡si tú no trabajas!

Cuántas veces hemos tenido que escuchar esta famosa frase refiriéndose a una madre que materna a sus hijos a tiempo completo.

Las madres que deciden criar a sus hijos sí trabajan, y no poco. Maternar veinticuatro horas al día, sin descansos ni festivos, maternar de día y de noche, sin tregua ni espacio, es un trabajo de cuidados. Probablemente, el trabajo más importante y con más responsabilidad que tendrás en tu vida.

En esta sociedad no es remunerado ni reconocido. Pero, a pesar de ello, hay mujeres que desean maternar, aunque no todas podrán elegirlo, porque desgraciadamente las políticas de conciliación en España son pésimas.

Vivimos en un país que no ama a las mujeres. Menos aún a las madres. Tenemos precarios permisos maternales que nos obligan a volver al trabajo remunerado rápidamente sin siquiera haber podido disfrutar de los primeros seis meses de lactancia materna exclusiva que recomiendan los organismos oficiales. La nuestra es una sociedad patriarcal, capitalista y misógina que no apuesta por nuestra salud y nuestro bienestar emocional, que desvalora los cuidados e invisibiliza la realidad de las necesidades de las madres y sus criaturas.

Maternar debería estar reconocido y recompensado. Porque de los cuidados en la primera infancia dependerá la salud emocional presente y futura de nuestras criaturas.

Jamás digas a una madre que ha decidido maternar contra viento y marea que no trabaja, porque lo que está haciendo es grandioso y tiene un valor incalculable. Es un privilegio elegir, sí. Luchemos para que deje de serlo y se convierta en un derecho de todas. Reivindiquemos maternidades libres de verdad. Visibilicemos lo que queremos en voz alta. Que no nos silencien más.

La excedencia implica aparcar un tiempo nuestra vida laboral para priorizar los cuidados y la crianza temprana de nuestro bebé. Es una situación privilegiada que no todas las familias pueden permitirse y que, además, significa renuncia y empobrecimiento. Pero te diré que, si tienes la opción de pedir una excedencia y te apetece maternar a tu bebé, lo hagas con los ojos cerrados. El trabajo espera, la infancia de nuestros hijos, no.

Cuidados invisibles

Vivimos en un sistema que ignora nuestras necesidades reales, un sistema cruel con las mujeres que pretende invisibilizar nuestras maternidades y crianzas. Un sistema que apuesta por el capitalismo y la producción y no por las personas y su bienestar. Un sistema que no reconoce opciones, sino que impone direcciones, un sistema al que no le interesan mujeres informadas y libres ni las criaturas felices. Vivimos en un sistema al que le importa nuestra reproducción en cadena, pero que luego no nos permite disfrutar o ser libres de nuestras decisiones de crianza y maternidad, y nos castiga cuando optamos por ser rebeldes y salirnos de lo establecido. Desobedecer al sistema y elegir ser las dueñas de nuestro cuerpo, nuestros partos y nuestras crianzas libres e informadas es un acto feminista y de poder. A mí no me representa este sistema y no lo hará hasta que reconozca y valore lo que hacemos. Porque de las madres y sus cuidados depende el futuro de la humanidad. Si no nos reconocen, si no nos validan, si no nos valoran, en realidad, no somos libres. Porque no podemos elegir de verdad, lo hacemos desde el privilegio, cuando debería tratarse de un derecho. Ojalá el sistema ponga el foco en lo esencial y nos escuche. Tendríamos un futuro más humano y menos cruel.

Y que no nos vendan que cuidar de nuestros hijos nos oprime

No nos oprimen ellos, nos oprime el sistema. No nos cansan ellos, nos cansan la casa, las comidas y la carga mental. No nos agotan nuestras crías, nos agota la crianza solas, sin ayuda ni reconocimiento.

Culpar a nuestra maternidad de nuestros problemas es injusto cuando esta ha sido elegida y deseada. El problema es el sistema patriarcal, que se encarga de oprimirnos y hacernos elegir siempre a nosotras, de empobrecernos si queremos maternar, de llevarnos a extremos de cansancio y dejarnos solas.

No son los hijos, son las políticas deficientes, la nula

conciliación, los permisos ridículos, la soledad, la exigencia y la culpa lo que nos pone entre la espada y la pared.

No son ellos, ni la teta ni su demanda. Nos asfixia estar solas y que nadie nos vea. Nos cansa que no se nos reconozca y proteja. Que nadie nos pregunte cómo estamos por la mañana, si hemos dormido bien, si necesitamos algo. Nos cansa la invisibilidad, la dureza con la que la sociedad antimaternal nos trata. El castigo económico.

No son los hijos, son las parejas no comprometidas que no asumen corresponsabilidad. Son las familias ausentes, la sociedad cruel, los trabajos que no contemplan a las madres. Es la ausencia de tribu.

Qué fácil culpar siempre a los más vulnerables, a las criaturas. Qué fácil cargar contra la maternidad cuando precisamente es la base de nuestra sociedad. Si no cuidamos a las madres que quieren y desean maternar, esto repercutirá de forma directa en la salud de nuestras criaturas, que son los adultos del mañana.

Una sociedad que no cuida ni protege la maternidad es una sociedad perdida y enferma que no valora ni invierte en la esencia de la humanidad.

LA EXPERIENCIA DE ELISABETH

Elisabeth tiene una criatura de quince meses y está de excedencia para cuidar al pequeño. Está contenta de tener el privilegio de poder cuidarlo ella misma, pero a la vez se siente bastante juzgada por el entorno y muy sola.

Su suegra la mira con cara de desaprobación porque no trabaja y es su hijo quien la mantiene. Elisabeth ha nacido en un país donde los permisos maternales son de dos años y se valoran los cuidados, y no entiende que su suegra sea tan cruel y desagradecida con el trabajo grandioso que está desempeñando. Piensa que, si realmente quisiera a su nieto, valoraría el regalo que ella le está haciendo a esta criatura ofreciéndole una infancia respetada junto a su figura principal de apego. Además, a ella no la está manteniendo nadie: tiene ahorros y la pareja se mantiene mutuamente, cada miembro aporta su parte de forma acordada.

Estar sola en este país y, además, sentirse incomprendida por la familia de su pareja es duro. Encima, todos los hijos de sus amigas están en la escuela infantil, ella es la única que ha pedido una excedencia. Y no lo cambiaría por nada en el mundo, pero necesita apoyo y reconocimiento.

Cada día salen por la mañana al parque, casi no hay niños, pues todos están escolarizados, pero un día se encuentra a Emilia con su niña. Los dos pequeños juegan e interaccionan, ellas dos hablan y se sienten cómodas. Emilia le explica que también está de excedencia y muy sola. Deciden quedar todas las mañanas en el parque para compartir y que sus hijos jueguen.

Otro día conocen a Julia y a su pequeño en el parque, y se suma al grupo. Así, todas las mañanas parecen cobrar un poco más de sentido. Elisabeth se siente comprendida y acompañada, libre de juicios.

Hablando de la necesidad de tribu, se animan a crear un grupo de crianza. Acuden al Ayuntamiento para ver si les ceden un espacio. El consistorio, al tratarse de las mañanas, tiene uno disponible. De esta manera arranca el grupo de crianza de Elisabeth y las otras madres. Se juntan tres mañanas en el local, donde hay juguetes, y mientras los niños se divierten ellas pueden hablar y compartir entre iguales.

El grupo llega a oídos de otras madres, y en pocos meses ya son diez mujeres con sus respectivos hijos. Elisabeth decide organizar charlas semanales con expertas para tratar los problemas y las dudas que les van surgiendo. Ya no se siente sola y le importan menos los juicios ajenos. A todas las mujeres del grupo les pasan cosas similares y todas tienen las mismas inquietudes. Han encontrado su tribu.

La excedencia es un regalo para la madre y el bebé, pero en un país que no valora ni premia los cuidados fue duro el inicio. Por este motivo, Elisabeth recomienda a todas las madres que puedan pedirse una excedencia que asimismo busquen y creen sus propias tribus.

12

La pareja en la crianza

La maternidad nos transforma y transforma también la unidad familiar. El inicio puede ser difícil, un huracán de cambios muchas veces inesperados. Cada miembro deberá encontrar su nuevo lugar para que todo se reestructure cuanto antes. Y hallar el equilibrio no es sencillo y requiere de mucha comunicación y empatía.

12.1 La comunicación

Si la pareja no estaba bien antes, difícilmente lo estará después de tener hijos, y es posible que entremos en una crisis vital, ya que la crianza nos remueve, nos sacude y precisa de una comunicación sólida para no perdernos en el camino. Si esta comunicación no se daba, no aparecerá en un momento tan vulnerable. La maternidad hace aflorar nuestro yo más real y necesitamos mucho más que enamoramiento para afrontar en pareja lo que implican la crianza y sus dificultades.

Si existía un equilibrio previo, el camino es más llano, aunque no sencillo. La pareja deberá reubicarse en su nuevo papel, algo que resulta más fácil para nosotras, ya que jugamos con la ventaja de los cambios cerebrales y nos ayudan las hormonas de la maternidad.

Es un hecho que el recién nacido solo se siente en paz y armonía en contacto con el cuerpo de la madre. Establecer la lactancia, entender los ritmos de la criatura, saber responder a sus necesidades... requiere tiempo y mucha presencia al principio. Los bebés necesitan mamar mucho y a menudo, así que gran parte del día estarán en nuestros brazos.

La pareja puede hacer muchas otras cosas. No puede dar el pecho al bebé, pero sí encargarse de cambiar pañales, bañarlo, jugar con él, portearlo, cantarle... para vincularse poco a poco con él. A veces, las parejas sienten frustración por no poder calmar al bebé cuando llora o no ser capaces de dormirle cuando tiene sueño. Es comprensible, pero fruto del desconocimiento más básico de las necesidades del recién nacido. Como hemos visto, durante los primeros nueve meses el bebé aún se está exterogestando. Y necesita a su mamá para satisfacer sus necesidades esenciales, especialmente cuando hablamos de comer y dormir.

De forma paulatina, se va despertando el interés de la criatura por otras figuras de apego como la del padre, pero no podemos luchar contra la naturaleza más básica. El primer vínculo se crea con la madre, y esto es un hecho biológico porque le hemos gestado y se ha establecido una conexión hormonal única entre madre e hijo.

Es imprescindible que la pareja ofrezca sostén a la madre. Si ella está cubierta, su bebé estará bien.

Algunas parejas se sentirán desplazadas e, incluso, celosas del estrecho vínculo que han forjado la madre y el bebé y les será complicado buscar su lugar en el nuevo círculo familiar. Dejar el ego a un lado es importante para no cargar con más culpa y peso a la madre, que ya está viviendo un momento suficientemente duro a nivel físico y emocional como para tener que lidiar con los conflictos emocionales de la pareja. Por ello, es vital que esta se comunique bien, desde la construcción y no desde la culpa. Solo así podrán reconstruirse de nuevo los lazos de amor, pero, sobre todo, apoyarse el uno al otro. Ya no son solo una pareja, también son padres.

¿Volveremos a ser los de antes?

La maternidad implica cambios y, a veces, también renuncias. Debemos entender que la prioridad ahora es el bienestar de la unidad familiar, y esto implica salir menos de lo que nos gustaría o aparcar algunos hobbies durante un tiempo. Todo en la vida tiene su momento. Al comienzo de la crianza, la vida rueda en torno al recién nacido, sus necesidades y sus rutinas. Y así está bien, no debemos exigirnos mucho más. Se trata de priorizar. Y somos los adultos quienes nos tenemos que adaptar a nuestras criaturas, y no al revés.

Paso a paso y con el tiempo, todo se irá reajustando y podréis empezar a abrir las alas de nuevo en algunos momentos. Quizá ver una película juntos cuando el bebé duerme, algo simple, pero que os transporta a la pareja que erais antes de ser padres.

Probablemente sea absurdo aspirar a ser la pareja de antes, porque ya no existe. La nueva pareja es una madre y un padre, y deben reencontrarse y volver a enamorarse de sus nuevos papeles. Es una nueva etapa, una nueva fase. Ni mejor ni peor, diferente. Con sus luces y sus sombras.

Encontrar espacios para la comunicación es clave, sin reproches, desde el amor.

La crianza temprana es la más dura y la que nos pone más a prueba. Si superamos las adversidades, con los años, las crías vuelan y la pareja se quedará sola en el nido para afrontar una nueva etapa que requerirá, de nuevo, revisión, cambios y adaptaciones.

Es más fácil y constructivo asumir que la vida es cíclica, que va por etapas. Luchar por algo que se fue y ya no volverá nos puede traer más dolor y malestar que el simple hecho de aceptar y fluir dentro la pareja en la que nos convertimos en cada nueva etapa.

12.2 Corresponsabilidad

Es fundamental que la pareja se corresponsabilice. Esto implica entender que son un equipo y que cada uno debe hacerse responsable de unas tareas en el hogar y la familia para conseguir una crianza equitativa. No se trata de ayudar, sino de que cada miembro asuma su responsabilidad y, así, ejercer la maternidad y la paternidad de forma justa para que la familia funcione con armonía.

La corresponsabilidad consiste en el reparto justo de las tareas del hogar y la familia entre sus miembros. Organización, cuidados, educación, limpieza y alimentación son algunos de los ejemplos interminables que suponen una carga mental, aún demasiadas veces asumida por las mujeres y que pone de manifiesto la desigualdad en la que seguimos viviendo.

Durante la crianza temprana, periodo de mayor entrega de la madre en el cuidado del bebé por cuestiones biológicas, como la lactancia materna, la pareja debería ocuparse de gran parte de las tareas del hogar y el trabajo invisible que supone cocinar, limpiar, cuidar de otros hijos o de las mascotas.

Compartir la maternidad, cada uno desde el lugar donde puede aportar, es construir una familia. Es imposible conseguir la igualdad cuando hay diferencias biológicas, pues somos nosotras quienes gestamos, parimos y amamantamos. Sin embargo, podemos buscar la equidad de los cuidados para que la crianza sea más justa y amable para todos. Estos cuidados van cambiando al mismo tiempo que lo hacen las necesidades de la criatura. Igualmente, el reparto de las tareas del hogar estará en constante evolución durante la crianza, siempre en busca del equilibrio y el bienestar.

12.3 Sexualidad

La sexualidad después del parto cambia. Y la sexualidad va mucho más allá del sexo. El embarazo, el parto y la lactancia son procesos fisiológicos de la vida sexual de la mujer. Criar a nuestro bebé requiere tanto cuerpo y tanta oxitocina que muchas veces nuestra sexualidad queda cubierta con el simple hecho de maternar.

Y es que la naturaleza es sabia. Perdemos la libido y el deseo de practicar sexo coitocentrista o en pareja porque así no hay peligro de un nuevo embarazo. La naturaleza protege así al bebé, que tanto necesita el cuerpo de mamá para su supervivencia.

¿Cuándo vuelve la libido en el posparto?

Acaba la cuarentena, pero la libido no vuelve. Tranquila, es algo normal. No estás sola, no eres un caso aislado. Te cuento por qué.

Durante los primeros meses de lactancia bajan los

niveles de estrógenos y progesterona (las hormonas sexuales femeninas) y, en cambio, segregamos prolactina, la hormona que produce la leche materna y que (no por casualidad) es antagonista de la libido.

Casi ninguna mamífera se pondrá en celo durante la lactancia de su cría. Este descenso del interés sexual se produce por varios motivos, entre ellos, el hormonal; es una reacción inteligente de la naturaleza para preservar el interés de la madre por el bebé, además de para evitar otros embarazos mientras cría.

A esto debemos sumar los aspectos físicos y emocionales: inseguridades, cansancio, poco tiempo para nosotras mismas, falta de sueño, cambios físicos, cicatrices, dolor, escasa intimidad familiar, falta de comprensión, soledad... El deseo sexual queda en un segundo plano cuando las necesidades básicas no están bien cubiertas. Así que no te sientas culpable, tus sensaciones son normales y naturales. En los primeros seis meses probablemente tu libido desaparezca por completo (por las hormonas, sobre todo), incluso puede extenderse hasta más allá del año, debido a todos los demás factores.

En el posparto, la sexualidad materna queda cubierta por nuestra cría. El vínculo con el bebé es tan profundo, intenso y recíproco que no hay espacio para otra sexualidad durante un tiempo. Esto no significa que no necesitemos amor. De hecho, el sexo pasa a un segundo plano, pero necesitamos más que nunca los besos, los abrazos, las miradas de amor, las palabras de cariño y el sostén.

Y recuerda, todo vuelve. Nunca fuerces, nunca te obligues, nunca te compares. Respeta tu cuerpo y tus necesidades. Cuando sea el momento, el deseo volverá, especialmente si nos han cuidado y respetado en este periodo crucial. La comunicación puede facilitar este proceso, de modo que verbaliza tus emociones y compártelas. No estás sola.

Resulta clave que nos escuchemos a nosotras mismas y no forcemos ninguna situación para la que no nos sintamos preparadas. No nos comparemos entre nosotras, todas somos distintas. Tan normal es volver a tener deseo e iniciar las relaciones sexuales acabada la cuarentena como lo es esperar meses o incluso años.

El respeto, la comprensión, la empatía y el amor son claves en esta etapa. Si no nos sentimos respetadas, comprendidas, amadas y cuidadas por nuestra pareja, el deseo tardará más en aparecer.

Algunas sugerencias que puedo darte son:

- Escúchate y siente. Nunca hagas nada que no te apetezca.
- Probablemente antes necesites reencontrarte contigo misma a través de la masturbación; es totalmente normal.
- En caso de que te apetezca el sexo en pareja, aprovechad los descansos del bebé, cuando tenéis cierta garantía de que dormirá un buen rato. El estrés de que el bebé pueda despertar e interrumpir vuestro mo-

mento es contrario a la liberación de la oxitocina que necesitas.

- Olvídate de los encuentros sexuales largos y salvajes durante un tiempo.
- Las relaciones no tienen por qué incluir siempre penetración. Puede ser un rato agradable de compartir abrazos, besos y caricias. La sexualidad va mucho más allá del coito.
- Utilizar lubricante vaginal durante los primeros meses puede ayudarte.

Si tu parto fue traumático, es mucho más probable que te cueste reanudar las relaciones sexuales. Es totalmente comprensible. A veces hay dolor y cicatrices que necesitan ser tratadas a nivel físico y emocional. En estos casos, es importante buscar ayuda de una buena fisioterapeuta especializada en suelo pélvico y valorar terapia con una psicóloga perinatal o especialista en este ámbito.

Te mereces una vida sexual plena y placentera, no normalices nunca el dolor.

Dispareunia

- Es el dolor genital durante las relaciones sexuales con penetración o después de estas. Puede ser recurrente o persistente.

- Afecta a entre el 41 y el 67 por ciento de las mujeres en el posparto, pero solo el 15 por ciento busca ayuda, según indican Remiseiro y otros autores.[30]
- Los factores asociados son el parto instrumentado, las cesáreas, el trauma perineal severo y las episiotomías.
- La lactancia materna durante los primeros meses también puede influir, debido a los altos niveles de prolactina, que conducen a la sequedad vaginal. Pero, en este caso, se puede solventar el dolor con lubricantes vaginales.

Si no estamos bien a nivel físico o emocional, difícilmente habrá cabida en nuestra vida para el placer sexual. De nuevo, la comunicación es la clave, y entender que el sexo no es una obligación ni una responsabilidad más que debamos asumir. Quienes vivimos los cambios físicos y emocionales que requiere la maternidad somos las madres, de modo que respetarnos es clave. Nuestra sexualidad y nuestro deseo van ligados a todos los demás aspectos de nuestra vida, así que, si queremos cuidar nuestra vida sexual, primero debemos procurar que todos los demás aspectos y necesidades estén bien cubiertos.

30. Remiseiro *et al.*, «Factores que influyen la dispareunia posparto: una revisión sistemática. Elsevier», *Clínica e investigación en ginecología y obstetricia*, 2020, Vol. 47, n.º 4, pp. 168-174. doi: 10.1016/j.gine.2020.04.003.

Cosas que no te contaron del sexo en el posparto y te habría gustado saber

- Finalizar la cuarentena no implica recobrar tu vida sexual. La cuarentena es el tiempo mínimo que necesita nuestro cuerpo para recuperarse después del parto. Dejamos de sangrar porque el útero se ha cerrado y probablemente nuestras heridas físicas hayan cicatrizado. Pero quizá las heridas emocionales no. Tal vez aún hay dolor o secuelas de un parto traumático. La cuarentena no es el pase a las relaciones sexuales; este lo marca cada mujer según sus circunstancias personales y su deseo. Tan normal puede ser reanudar las relaciones después de la cuarentena como esperar unos meses más.
- El sexo es mucho más que penetración. Las relaciones sexuales centradas en el coitocentrismo deberían estar ya en nuestro olvido. Quien siga pensando que la penetración es el fin debe revisarse, informarse y descubrirse. Precisamente en el posparto, la sexualidad en la pareja puede y debe reencontrarse de otras muchas formas.
- Cuando el bebé duerma, de lo último que tendrás ganas es de sexo. Estamos tan cansadas que no podemos pensar en eso. Cuando las necesidades básicas como el sueño, comer bien y tranquila o ir al baño sola no están bien satisfechas, difícilmente repararemos en cosas no esenciales ni vitales. Vivimos en modo supervivencia, y el sexo no es una prioridad en el posparto.

- Nada de encuentros eternos. Hay un bebé que te reclama cada poco ratito, y sabes que, si no es un encuentro fluido, va a haber interrupciones.
- Tu libido y tu lubricación vaginal desaparecerán por un tiempo. Se trata de una cuestión hormonal para protegerte de tener más hijos mientras amamantas. Pero, tranquila, todo vuelve.
- El dolor no es normal. Si hay dolor o molestias, consulta siempre. La mayoría de los problemas tienen solución.
- Compararse con otras mujeres no es bueno y solo añadirá presión y culpa. No te exijas, no te fuerces a nada. El sexo siempre debe ser deseado. Mayor cantidad de encuentros no es sinónimo de calidad. Menos es más cuando hay deseo y placer.

12.4 Anticoncepción

Cuando la mujer se plantee reiniciar las relaciones sexuales en pareja, puede ponerse en contacto con su matrona o ginecóloga para hablar de los diferentes tipos de anticonceptivos, especialmente si desea evitar un embarazo no deseado. La planificación familiar es importante porque los embarazos en periodos intragenésicos cortos constituyen un riesgo grave para la salud de las madres y los bebés. Según la guía de la OMS *Estrategias para la programación de la planificación familiar posparto*:

- Si las parejas espacian los embarazos más de dos años, la mortalidad materna y la mortalidad infantil pueden descender en un 30 y un 10 por ciento, respectivamente.
- Los embarazos separados por periodos cortos dentro del primer año son los que mayor riesgo conllevan de parto prematuro, bajo peso al nacer y bebés pequeños por edad gestacional.
- Esperar dos años para volver a concebir puede disminuir la mortalidad de los niños menores de cinco años en un 13 por ciento. Si las parejas esperan tres años, la disminución será del 25 por ciento.

La primera regla tras el parto

Al tratarse de un proceso neurohormonal, la menstruación después del parto difiere según cada mujer y sus circunstancias personales.

Un factor determinante es la lactancia materna. En mujeres que no amamantan a su bebé, la primera menstruación puede volver a partir del mes de haber dado a luz y no más tarde de los cuatro meses del bebé. Las mujeres que dan lactancia materna, en cambio, pueden tener su primera regla inmediatamente después de la cuarentena o incluso dos años después. Y todo es normal.

Es posible que las primeras menstruaciones sean muy abundantes y tarden en regularse. Además, suelen ser anovulatorias. Pero también puedes quedarte embarazada sin haber visto la regla, ya que la primera ovulación ocurre, aproximadamente, a los catorce días previos a la primera regla. Por este motivo, es importante estar alerta a las señales de ovulación, como las molestias en la zona de los ovarios o la aparición del moco cervical fértil.

Se considera que no podemos quedarnos embarazadas gracias a la anovulación fisiológica durante los primeros seis meses con lactancia materna exclusiva, sin tener la regla y sin interferencias en la lactancia materna a demanda, con tomas nunca más espaciadas de cinco horas. Esto se conoce como el método anticonceptivo MELA, con una efectividad del 98 por ciento cuando se cumplen bien todos los requisitos.

Es recomendable que, si no se desea un embarazo, se opte además por otros tipos de anticonceptivos, preferiblemente de barrera, ya que no interfieren con la fisiología hormonal.

Si, por el contrario, estamos lactando, no hay menstruación y deseamos un nuevo embarazo, deberemos hacer cambios bruscos con la lactancia para que la menstruación vuelva. Conviene tener en cuenta que, si el cuerpo no ha dado señales de primera menstruación, significa que aún no está preparado para una nueva gestación.

Estos son los tipos de anticonceptivos temporales que podemos utilizar en el posparto:

1. **Métodos de barrera.** El preservativo masculino o femenino es un anticonceptivo no hormonal, no afecta a nuestra salud hormonal ni tiene efectos secundarios y es, por lo tanto, el primer método de elección. Su eficacia es muy alta para la prevención tanto del embarazo como de las enfermedades de transmisión sexual. Durante el posparto inmediato se producen pocos encuentros sexuales, por lo que el preservativo puede ser una de las mejores opciones, al tratarse de un método fácil y sencillo de utilizar, no interfiere con nuestras hormonas y se utiliza solo el día que lo necesitamos.

2. **Métodos hormonales.** Existen píldoras anticonceptivas, implantes, inyecciones y DIU con hormonas. En función de si estás lactando o no, se recomendará un tipo de método hormonal u otro, dado que las opciones combinadas pueden afectar a la producción de leche durante los primeros meses. Es posible aplicarlos entre las cinco y las seis semanas posparto y es importante valorar bien los riesgos y los beneficios que nos aportan, puesto que, como hormonas que son, afectarán a nuestro sistema hormonal y existe un mayor riesgo de trombosis y depresión posparto. Un estudio reciente también relaciona el uso de los anticonceptivos hormonales con un mayor riesgo de cáncer de mama (Fitzpatrick *et al.*, 2023).[31]

31. Fitzpatrick, D., K. Pirie, G. Reeves, J. Green y V. Beral, «Combined and progestagen-only hormonal contraceptives and breast cancer risk: A UK nested case-control study and meta-analysis», *PLOS Medicine*, 2023, n.º 20(3): e1004188. https://doi.org/10.1371/journal.pmed.1004188.

3. **DIU.** El dispositivo intrauterino es un artilugio que se inserta dentro del útero después del parto o cuando la madre lo decida; puede ser hormonal o de cobre. Las mujeres que no hacen lactancia materna podrían ovular desde la cuarta semana después del parto, por lo que sería recomendable insertarlo antes.

4. **Método sintotérmico.** Al tratarse de un método en el que la mujer observa los cambios físicos que ocurren en su cuerpo para poder identificar las fases del ciclo, durante la lactancia materna es probable que induzca a errores, de modo que no se aconseja para mujeres que no conocen muy bien su cuerpo y que no han utilizado el método con anterioridad.

LA EXPERIENCIA DE ROSER

Roser dio a luz hace seis meses. Tuvo un parto vaginal instrumentado con episiotomía porque su bebé presentaba bradicardias como consecuencia de las horas que llevaba de inducción. Fue un parto traumático que le ha dejado secuelas físicas y emocionales.

Roser ha vuelto a trabajar y le da el pecho a su cría. Tiene que sacarse leche en el trabajo, no duerme bien por la noche y, además, debe encargarse de todo en casa. Siente que no llega a nada y su pareja no asume su parte de responsabilidad. Ella es consciente de que él no ha madurado: trabaja, llega cansado y se sienta en el sofá. Ni siquiera ve todo lo que hay pendiente para hacer en el hogar ni atiende a las demandas del bebé.

Últimamente él la busca muchas noches para tener sexo. Lo han probado varias veces, pero Roser experimenta mucho dolor, no lubrica, no tiene ganas y, además, siente rechazo hacia él, que se enfada y hace que ella se sienta más culpable. Roser tiene pánico a tener relaciones y a quedarse embarazada de nuevo.

Decide pedir hora con su matrona. Le explica que le duele, así que la matrona le revisa el suelo pélvico y le informa de que está muy debilitado, por lo que sería muy recomendable que se recuperara bien y se tratara la cicatriz de la episiotomía. Hablan asimismo de anticoncepción, pero, al tener tan pocas relaciones, Roser decide seguir utilizando el preservativo. La matrona le sugiere usar lubricante también.

Al salir de la consulta, llama a la fisioterapeuta especializada en suelo pélvico que le ha recomendado la matrona. Con las semanas, empieza a notar mucha mejoría en el suelo pélvico, pero las ganas de tener sexo con su pareja no llegan. Le mira y ve a un niño pequeño inmaduro que no es capaz de responsabilizarse ni de asumir su papel de padre. Además, está agotada. No tiene ningún espacio para ella y carga con todo.

Cuando el peque está a punto de cumplir un año, y viendo la crisis de pareja, Roser le propone hacer terapia conjunta. Realmente se está planteando dejarle, pero prefiere pedir ayuda antes. Él acepta por ella, muy reticente. La psicóloga de parejas con la que inician la terapia es un encanto y capta muy bien la situación ya en la primera visita. En su turno para exponer sus problemas, él solo se refiere al sexo:

—Es que ella no tiene ganas y ya hace un año que ha parido. Estoy aguantando mucho.

La psicóloga, después de analizar la situación, les dice que entiende muy bien la perspectiva de cada uno, pero que su relación está descompensada.

—Roser, estás asumiendo la mayor parte de la crianza, el hogar y la carga mental, además de trabajar fuera de casa... Es totalmente imposible sentir deseo sexual cuando ni siquiera tus propias necesidades básicas están cubiertas adecuadamente.

Roser escucha con alivio estas palabras; al final, no es culpa suya.

—A ti, que eres el padre, te digo que trabajar fuera de casa no es suficiente cuando se tiene una familia. La familia se sostiene entre sus miembros, esto es la corresponsabilidad: cada uno debe asumir su parte e intentar que la carga sea equitativa. Es importante que encontréis un equilibrio y espacio para cada uno, además de espacios conjuntos. No se pueden forzar ni buscar relaciones íntimas si todo lo demás está dañado.

Los dos acaban la sesión removidos. Él, al escuchar las duras palabras de la psicóloga, hace un clic. Sale de la consulta, le da un abrazo a Roser y le pide perdón de manera sincera. Por primera vez, ella se siente comprendida por él y abrazada desde el corazón. Tienen un largo camino por delante, pero quieren hacerlo juntos. Ambos se comprometen a trabajar, se quieren y desean volver a encontrarse.

13

El cuerpo físico y sus cambios

Nuestros cuerpos son pura magia. Capaces de albergar vidas dentro, de alimentar pequeñas células que se acaban convirtiendo en una persona, de alimentarla para que crezca sana, de protegerla a través de una placenta creada a partir de las mismas células. Cuerpos que son capaces de parir, de recuperarse en tiempo récord, cuerpos que pueden alimentar a nuestras crías, maternarlas y protegerlas. Cuerpos medicina, que son refugio y conservan señales de que en algún momento gestaron. Señales que son huellas de amor, de dolor, de placer… Huellas que nos recuerdan que nuestras crías están aquí gracias a nosotras y a nuestro cuerpo.

Qué malvado el patriarcado que se ha encargado de

hacernos odiar estas marcas que no tienen por qué avergonzarnos en absoluto. Nuestro cuerpo es increíble, poderoso y capaz de crear milagros. Y esto debería darnos alas para enseñar al mundo nuestras huellas, orgullosas, sin miedo y sin pudor.

No escondas la barriga, no escondas las estrías ni los pechos caídos o las caderas, que ahora son más anchas. Alaba tu cuerpo porque ha sido y es un templo. Alábalo porque gracias a tu cuerpo hoy tienes aquí lo más importante de tu vida. Basta de avergonzarnos de lo que somos y lo que tenemos. De nuestros cambios y evoluciones. Nuestras huellas son orgullo. Es hora de revolucionar y cambiar la mirada que tenemos hacia nuestro cuerpo, porque la sociedad no lo hará hasta que nosotras no lo hagamos.

Si no amas tu cuerpo, ¿cómo vas a enseñarle a amar el suyo?

En nuestros cuerpos hay estrías, cicatrices, historias dibujadas. Quizá un pecho sea más grande que el otro, quizá tengas más barriga de la que te gustaría y caderas que se dibujan en el aire. Tu cuerpo ha albergado vida y alimenta almas. ¿Acaso hay algo más milagroso? Tal vez no es el cuerpo que tenías ni el que conocías, el que anhelas, el que los cánones sociales dictan. No es el cuerpo perfecto, pero ¿qué es la perfección? La perfección somos cada una de nosotras. Tal y como somos, sin peros.

Nuestros cuerpos hacen milagros cada día. Y funcionan y nos sostienen vivas. Si no podemos amar nuestro cuerpo, difícilmente podremos enseñar a nuestros hijos a amar el suyo. Así que es importante el mensaje que transmitimos, lo que decimos y mostramos. Es fundamental que nos miremos al espejo con ojos de luz y agradecimiento porque, aunque igual no es como desearías, es tu cuerpo. Y así de imperfecta es la perfección. Ámate para enseñarles a amar. Y ama a las demás personas para que aprendan a respetar las diferencias, para enseñarles que todos somos maravillosamente perfectos. Para que aprendan a ser críticos con la belleza normativa impuesta, que en realidad no existe.

No estropeamos nuestro cuerpo con el embarazo ni con la lactancia. Hacernos creer que deja de ser bello cuando ya no cumple con los cánones de belleza es cruel. El cuerpo evoluciona, cambia, envejece. La maternidad lo transforma y no es peor por ello. ¿Qué hay más bello que un cuerpo que ha sido capaz de albergar vida dentro?

Nuestros cuerpos son mágicos y deberíamos quererlos por lo que son, por lo que nos dan y nos han dado. Nuestros hijos no nos estropean el cuerpo, nos estropea el alma el patriarcado cruel que nos quiere siempre normativas y perfectas, y nos exige lo imposible: tener hijos, pero sin que se note en nuestro cuerpo. Qué incongruencia, ¿verdad?

Hemos de aprender a amar nuestra barriga, nuestras estrías y nuestras caderas. Aprender a amar nuestro cuerpo tal y como es ahora, porque es el que nos sostiene. Aprender a hacerlo es un acto revolucionario.

Y qué mensaje tan potente si podemos enseñar a nuestras hijas e hijos, desde el ejemplo, que nos queremos incondicionalmente por lo que somos y no lo que anhelamos ser.

Nuestras marcas de vida son señales de triunfo. Abrázalo fuerte, solo así podremos cambiar el paradigma. Querernos a nosotras mismas es el primer paso para la revolución.

¿Sabes qué ven ellos en nuestro cuerpo?

Ven amor, cariño, refugio, confianza, protección, seguridad, belleza. Nuestros hijos ven perfección en cada curva de nuestro cuerpo. Sienten calor y bienestar sentados en nuestro vientre, blando y flácido. Ven nuestros pechos caídos y se les iluminan los ojos. No ven las estrías ni las cicatrices, tampoco la celulitis. Ni lo ven ni les importa. Les gusta acariciar nuestra piel, aman nuestro tacto, nuestras huellas. Nos miran con deleite, con pasión y admiración. Porque somos mamá. Y mamá es simplemente perfecta para ellos. Ojalá pudiéramos vernos a través de sus ojos. Ojalá pudiéramos mirarnos con los ojos brillantes y libres aún de prejuicios con los que ellos nos admiran. Ojalá. Porque veríamos que, en realidad, sí somos perfectas. Somos diosas.

13.1 El suelo pélvico

El suelo pélvico sufre grandes cambios durante el embarazo y el parto, independientemente de la vía de nacimiento. Los tejidos pueden estar dañados con cicatrices, la musculatura y los ligamentos distendidos, los órganos internos suspendidos. Puede que la mujer haya experimentado un parto instrumentado o una episiotomía, que son agresiones para el suelo pélvico, y el dolor esté muy presente. Las heridas deben cicatrizar bien, y poco a poco los tejidos volverán a recuperarse. El descanso es fundamental; no reposo absoluto, pero descansar y permitirnos estar tumbadas sin hacer mucha presión en el periné y evitar largos periodos de pie o caminar durante las primeras semanas será de gran ayuda para la recuperación. Algunas recomendaciones:

- Cuida las heridas con agua y jabón neutro. Sécalas bien y permite que les dé el aire para que sequen antes.
- Utiliza compresas de algodón cien por cien naturales.
- Evita largos ratos de pie o caminando.
- Hidrátate bien y nútrete.
- Cuida la postura y tu espalda.
- Ten cuidado con los esfuerzos, sobre todo a la hora de coger peso o de ir al baño.
- Evita el estreñimiento comiendo mucha fibra, moviéndote e hidratándote.

- Consulta a una fisioterapeuta especializada en suelo pélvico si tienes alguna disfunción.

Disfunciones del suelo pélvico que pueden aparecer

- Dolor: molestias en la zona vaginal, perineal o de las cicatrices durante el posparto que impiden una vida normal. Son más frecuentes en mujeres que han dado a luz por cesárea o han tenido partos instrumentados o con episiotomía.
- Incontinencia urinaria: pérdida de orina involuntaria en el posparto que ocurre a entre un 7 y un 12 por ciento de las mujeres. Algunos factores de riesgo son el parto vaginal, el parto instrumentado o con episiotomía, los pujos dirigidos, los expulsivos largos, los partos de bebés grandes, los deportes de impacto, la obesidad o el tabaco.
- Incontinencia de gases o fecal: pérdida de materia fecal involuntaria que ocurre a un 2 por ciento de las mujeres después de dar a luz. Está asociada a partos en los que ha habido lesiones del esfínter anal con episiotomía o desgarros severos.
- Prolapso: es el descenso de uno o más órganos de la cavidad pélvica a través de la vagina. El prolapso puede ser vesical, rectal o uterino. Existen diferentes grados de gravedad y sus factores de riesgo incluyen la obesidad, el parto vaginal, el estreñimiento crónico o factores genéticos. Puede afectar hasta el 50 por ciento de las mujeres que han dado a luz.

Todas estas disfunciones requieren la valoración y el tratamiento personalizado de una especialista en suelo pélvico. En algunos casos puede ser incluso necesaria la reparación quirúrgica.

Te sugiero que, pasada la cuarentena y cuando te sientas preparada, visites a una especialista para la valoración del estado de tu suelo pélvico después del parto. Esto es importante, independientemente del tipo de parto que hayas tenido o de si hay disfunciones o no. Una buena recuperación de la musculatura es clave para nuestra salud sexual y reproductiva, así como para nuestra calidad de vida. Especialmente antes de reiniciar el ejercicio físico, es interesante conocer el estado de nuestro suelo pélvico para determinar si podemos reanudar con normalidad nuestra actividad o es aconsejable adaptarla o hacer cambios para no agravar más su estado.

13.2 Vuelta al ejercicio físico

El ejercicio físico es recomendable en todas las etapas de la vida, y en el posparto no es diferente. Movernos es esencial para mantener una vida sana. Sobre todo en ese periodo, la actividad física nos ayuda a recuperar el peso previo de forma más rápida, a fortalecer la musculatura, a tener mejor densidad ósea y, lo más importante, a tener mejor salud mental.

Antes de reiniciar el ejercicio después del parto, conviene haber hecho una buena valoración con una matrona o fisioterapeuta especialista en suelo pélvico para saber si nuestras condiciones son óptimas para no dañar la musculatura pélvica. Si la revisión es favorable, podemos reanudar la actividad de forma regular. Si el suelo pélvico está dañado, primero hay que hacer rehabilitación, pero esta no excluye que podamos adaptar los ejercicios.

El ejercicio físico no implica separarnos de nuestra criatura. Podemos llevar a cabo muchas actividades juntas, como, por ejemplo, el yoga posparto o prácticas en la piscina.

De acuerdo con la edad de nuestro bebé, tendremos unas necesidades u otras. Lo importante es respetarnos siempre y nunca forzar.

LA EXPERIENCIA DE CLARA

Clara tuvo a su pequeña hace ya casi dos años. Desde unos meses atrás siente la necesidad de volver a hacer ejercicio. No se reconoce en su cuerpo. Por un lado, se siente agradecida, pero, por el otro, la maternidad la ha desgastado físicamente y hasta ahora no ha encontrado espacios para cuidarse.

Flacidez, más kilos de los que le gustaría tener e incontinencia urinaria de esfuerzo. Clara cree que es hora de priorizarse. Su pequeña ya se queda tranquila con sus otras figuras referentes, así que quiere dedicar un rato a sus propios cuidados cada día.

Primero, decide ir a una fisioterapeuta especializada en suelo pélvico para valorar su estado y empezar a rehabilitarlo. Sobre todo, desea mejorar la incontinencia urinaria antes de reanudar la actividad física.

La especialista le explica que puede empezar a practicar algún deporte, pero, de momento, evitar el impacto en el suelo pélvico. Le hace algunas sugerencias y le pone ejercicios para hacer en casa.

Clara se apunta al día siguiente en su gimnasio local. Empieza con bicicleta y ejercicios de fuerza, además de los que le indicó la fisioterapeuta.

En pocas semanas, Clara empieza a sentirse mucho mejor, más cómoda con su cuerpo; la incontinencia ha mejorado y el resto del día está más contenta. Esta horita diaria de deporte sola por la mañana le está procurando bienestar físico, pero, sobre todo, emocional. Se siente a gusto con la decisión de haberse priorizado.

14

Ser donante de leche materna

La leche materna salva vidas. Este hecho cobra especial importancia cuando hablamos de la donación de leche materna, destinada a los bebés más vulnerables que nacen en condiciones extremas de prematuridad o enfermedad. En estos casos, más que nunca, la leche materna puede significar la diferencia entre la vida y la muerte.

Cuando estas criaturas nacen y hasta que sus madres pueden empezar a producir la cantidad de leche necesaria a través de la estimulación con sacaleches, se les alimenta con leche de los bancos. Por este motivo, es vital que haya mujeres que donen leche materna. Y aunque *a priori* pueda parecer que es complicado, es una acción bastante sencilla y que los propios bancos de leche facilitan.

Bancos de leche

- Son centros especializados que reciben leche materna donada de madres seleccionadas.
- Procesan, analizan y almacenan esta leche para que sea distribuida después a los centros hospitalarios.
- Permiten garantizar la alimentación de leche materna a los recién nacidos ingresados más vulnerables que no disponen de la leche de su madre.
- Garantizan la seguridad, la calidad y la trazabilidad de la leche materna.

Para ser donante, se requiere ser una mujer lactante sana con un estilo de vida saludable. También pueden ser donantes las madres que han perdido a sus bebés. La donación es totalmente altruista.

Para garantizar la salud de la madre, se realiza una entrevista personal y una analítica de sangre para estudiar la serología de enfermedades potencialmente transmisibles como el VIH, la hepatitis B y C o la sífilis.

Una vez confirmado el buen estado de salud materno, se proporciona un sacaleches de forma gratuita para que la mujer extraiga leche a su ritmo. Se le indica cómo extraer y conservar adecuadamente la leche hasta que el banco la recoge, normalmente en el propio domicilio.

¿Quién recibe esta leche?

- Bebes con patología intestinal grave con riesgo de desarrollar enterocolitis necrotizante.
- Prematuros nacidos antes de las 32 semanas de gestación o con peso inferior a 1.500 gramos.
- Recién nacidos sometidos a cirugía abdominal o con enfermedades cardiacas congénitas.
- La mortalidad de estas criaturas disminuye considerablemente cuando reciben leche materna, dado que la leche de fórmula aumenta el riesgo de infecciones nosocomiales, respiratorias y gastrointestinales.

La donación de leche constituye un acto altruista y de amor que una madre puede ofrecer durante el tiempo que desee. No afecta a la cantidad de leche que produzca para su bebé, ya que la producción se adapta a la succión y la demanda. Se puede iniciar la donación una vez que la lactancia esté establecida y finalizarla cuando la mujer sienta que es el momento de hacerlo. Cada gota donada habrá contribuido a salvar la vida de algún bebé que lo necesita.

LA EXPERIENCIA DE MERCEDES

Mercedes tuvo a su segundo hijo a las 28 semanas de gestación. Su pequeño milagro sobrevivió, y ella sabe que, en gran parte, fue gracias a la leche materna.

Como el pequeño nació muy prematuro, fue directamente a cuidados intensivos neonatales, donde permaneció tres meses. Fueron momentos muy duros, especialmente las primeras semanas.

Cuando nació, Mercedes enseguida empezó a estimularse el pecho con el sacaleches que le ofrecieron en el hospital y gracias a las pautas y la ayuda de las enfermeras expertas que tuvo cerca. Cada tres horas se ponía el aparato, de día y de noche, sin embargo, pasaron días hasta que pudo obtener una buena producción de leche. Mientras, el hospital le propuso dar al bebé leche del banco.

Su pequeño estaba muy débil y, además, tuvo que enfrentarse a una operación. En su caso, la leche materna formaba parte del tratamiento, pues reducía drásticamente el riesgo de infección y muerte. Mercedes no dudó ni un segundo en aceptar la propuesta.

A los pocos días, y gracias a su constancia, ella ya disponía de una buena producción. Tan buena era que decidió hacerse donante; quería ser parte de la cadena de favores, ayudar a otras familias como los habían ayudado a ellos.

Con los meses dieron el alta al pequeño, sano y fuerte, con una lactancia exclusiva instaurada que continuó mucho tiempo. Y Mercedes siguió siendo donante durante toda su lactancia.

Alguna madre había ayudado a su bebé y esta era la forma que encontró para agradecer ese gesto altruista y sincero. Ella esperaba ser parte, de algún modo, de muchas otras historias con final feliz.

15

La tribu

La maternidad es dura. Y lo es especialmente porque estamos muy solas. Hace tiempo este maravilloso proceso se vivía siempre en tribu junto con otras mujeres. Criar entre abuelas, hermanas, tías y amigas era lo normal y natural, pero poco a poco se fue convirtiendo en algo privado e intransferible. Vivimos solas o en pareja, en pequeños pisos o casas alejadas de la familia. Y la crianza así es muy difícil de sostener. Nuestra salud mental necesita el apoyo de otras personas para sobrellevar la intensidad de esta etapa.

Necesitamos unos brazos de relevo cuando ya no podemos más. Necesitamos un «siéntate y descansa, que ya le vigilo yo un rato». Necesitamos ratos de conversación adulta entre mujeres que entiendan que solo hablemos de lo mal que dormimos o lo poco comprendidas que nos sentimos mientras nuestras crías juegan juntas. Y para recuperar esto, tenemos que esforzarnos para aprender de nuevo a delegar y a compartir.

La crianza juntas es necesaria, es un soplo de aire fresco, es aprendizaje y sostén. No te quedes en casa sola, busca el apoyo de mujeres que estén viviendo el mismo momento que estás transitando. Pide ayuda. Estar cansada, solicitar un relevo o un suspiro es humano y no te convierte en peor madre. Solas no podemos ni debemos sostener la maternidad. Juntas es mejor siempre.

La tribu puede buscarse en la familia de sangre o la familia que elegimos, esas amigas que nos tienden la mano y esas amistades que sostienen.

¿Y si en vez de juzgarnos nos tendemos la mano?

Cada maternidad es diferente. Cada mujer tiene su historia, su bagaje, sus circunstancias personales, sus elecciones, sus decisiones. Cada crianza es única y lo que vemos desde fuera, a veces, no tiene nada que ver con lo que hay dentro. En ocasiones, las sonrisas esconden soledad; esa madre que aparenta poder con todo, en realidad, no es capaz de sostener más. Puede que, aunque haya pareja, esta no se corresponsabilice. Y así podríamos seguir...

Detrás de cada historia hay luces y sombras, así que, en vez de juzgarnos las unas a las otras, ¿y si nos echamos una mano? Cuando veas a una madre en apuros, no la juzgues, pregúntale si necesita ayuda. ¿Os imagináis un mundo donde entre todas nos pudiéramos maternar? Un mundo donde la culpa, el miedo y la soledad se cambiaran por la sororidad, el sostén y el amor, donde encontráramos espacios para sentarnos juntas y compartir nuestros problemas, nuestras incertidumbres, nuestros sentimientos y preocupaciones. Un mundo en el que no tuviéramos miedo de ser juzgadas y en el que entre todas nos abrazáramos.

Mujeres, juntas es y será mejor siempre. La soledad es demasiado dura y no estamos preparadas para maternar solas. Necesitamos tribu. Necesitamos compartir con otras mujeres que atraviesan el mismo momento trascendental y vital que nosotras. Necesitamos sentirnos comprendidas. ¿Qué pasaría si decidiéramos entre todas ayudarnos? ¿Si dejáramos de juzgar las maternidades ajenas? El patriarcado nos quiere enfrentadas.

Pero, recuerda, juntas somos más fuertes.

Y te preguntarás: ¿dónde encontrar la tribu? Esto depende de dónde vivas y de tu contexto personal. La tribu y el amparo podemos encontrarlos en la propia familia, en grupos de crianza o en amistades. La conclusión es que estar rodeadas de apoyo y sostén físico y emocional es clave para disfrutar de una maternidad más plena y ligera. La soledad es muy dura, especialmente cuando criamos.

LA EXPERIENCIA DE MIREIA

Mireia dio a luz a su primera hija hace dos meses. Vive con su pareja, que trabaja todo el día, y su familia no la entiende ni apoya como ella necesita, a pesar de tenerlos metidos en casa gran parte del día. Se siente juzgada y cuestionada continuamente, cree que no lo está haciendo bien, que no cumple con las expectativas de los demás.

Mireia decidió dejar la lactancia materna al mes de vida de su hija. Fue un primer mes durísimo, lleno de dolor, sufrimiento, opiniones contradictorias de los profesionales, miedo e inseguridades. Su hija no ganaba peso, y ella lo intentó todo, pero nadie supo ayudarla a tiempo. Además, lo que más le duele es que tomó la decisión porque su madre le insistía en que así sería todo más fácil y práctico. Los demás podrían colaborar y cuidar a su bebé, y ella dejaría de sufrir.

Pero Mireia no ha dejado de sufrir, tampoco necesita que nadie cuide de su bebé, ni que le den el biberón, ni que se metan en su casa y su crianza. Llora a escondidas y se siente culpable por no saber poner límites.

Un día recibe un mensaje de WhatsApp de una amiga que la invita a un grupo de crianza y lactancia. Mireia se pone a llorar. ¿Por qué le envía eso si ella no ha podido dar el pecho? Pero enseguida su amiga le escribe: «Mireia, ven a probar. Es un grupo donde todas las lactancias son bienvenidas. Es un espacio para compartir entre nosotras y sentirnos acompañadas».

A Mireia se le ilumina la cara. «Ostras, un grupo de

madres, quizá esto pueda ayudarme», piensa. Y con cierta timidez y reticencia, acepta la invitación.

Su amiga y ella entran en el grupo. Hay muchas madres con sus bebés, y las acompaña una matrona. Se sienta con el suyo en brazos y por dentro reza para que no pida comer. Le avergüenza sacar el biberón en público, cree que las demás la juzgarán.

La matrona comienza dándoles la bienvenida y les pide que se presenten y expliquen el motivo por el que se han animado a acudir al grupo. La mayoría de las respuestas podrían ser la de Mireia. Todas manifiestan sentirse solas e incomprendidas a pesar de tener pareja, estar acompañadas o no.

A medida que las mujeres se van presentando se empieza a escuchar a algunos bebés en busca de comida. Casi todas las madres se suben la camiseta y se ponen a su criatura al pecho. Y a Mireia se le remueve un poco el alma. Tanto que las lágrimas empiezan a brotar.

—¿Estás bien?

—No mucho, ver a tantas madres dar de mamar me está abriendo mi propia herida.

La matrona se acerca y le da un abrazo.

—Hay cosas que escapan de nuestro control. Sé que te duele el alma ahora, pero con el tiempo lo que pasó irá sanando. Al fin y al cabo, es un duelo. Yo misma, siendo matrona, no pude dar el pecho a mis hijos por una hipoplasia mamaria. Soporté el mismo dolor, pero aprendí que nuestros bebés nos quieren por quienes somos, no por el tipo de lactancia que les damos.

Mireia siente una punzada en el corazón. «Madre mía, justo las palabras que necesitaba escuchar. Qué sanadoras han sido», se dice, aliviada. Después de llorar un rato mirando a su bebé, que duerme plácidamente en sus brazos, alza la mirada y ve a otras tres madres dando el biberón a sus hijos. Realmente, ese espacio era para todas y ella se siente agradecida de haber acudido.

Durante la sesión, las madres hablan de otras muchas cuestiones que también le remueven el alma. Todas esas mujeres exponiéndose y compartiendo desde el fondo de su corazón sus vivencias, sus sentimientos, sus llantos... Y entre todas recogiendo el dolor y abrazándolo fuerte. Este lugar es un templo donde por primera vez Mireia no se siente rara ni juzgada.

Vuelve todas las semanas durante varios meses. Después del grupo, vienen los cafés o las quedadas. Y poco a poco lo que era un grupo de crianza entre extrañas se convierte en la tribu de madres que están viviendo el mismo momento y que comparten sus inquietudes, sus miedos, sus alegrías y su cansancio.

Ese grupo y esos espacios, esa tribu, han salvado a Mireia. Toda esa sororidad y empatía, toda esa fuerza la acompaña y le da el poder que necesita para, al llegar a casa, tener claras sus necesidades y establecer límites con las personas de su entorno.

16

¿Qué necesitamos las madres de la sociedad?

La maternidad es casi invisible para la sociedad en la que vivimos. Sin embargo, es la base de todo. Si no cuidamos a las madres, es imposible aspirar a un futuro mejor, a una sociedad más sana y plena.

Nuestros cuidados son invisibles. Quieren que seamos madres, que traigamos niños al mundo, pero que no se note mucho, que volvamos cuanto antes a la productividad, que releguemos los cuidados de nuestras criaturas de forma precoz a personas ajenas y que paguemos por algo que podríamos y demasiadas veces desearíamos hacer nosotras.

Pero no se nos escucha, no se tienen en cuenta nuestras

necesidades ni las de nuestros peques. Parece que nos quieran desconectar de lo más esencial. Porque, en realidad, las madres y los bebés conectados con su esencia son seres más libres del sistema. Y esto ni conviene ni se puede permitir.

Se premia que sigamos las normas, que produzcamos bebés desapegados y que volvamos rápidamente al mercado laboral. Pero ¿qué pasa con nuestra salud mental y con nuestros derechos? ¿Qué pasa si no queremos separarnos de nuestras criaturas precoz y forzadamente?

Las madres necesitamos:

- Ayuda y sostén para maternar como deseamos.
- Reconocimiento de la importancia y la repercusión que tienen los cuidados en la primera infancia en la salud física y mental de nuestras crías.
- Derecho a elegir de verdad. No nos vale que el sistema solo nos sostenga económicamente cuando elegimos la única opción que nos impone. Queremos decidir cómo criar a nuestros hijos, ya sea escolarizándolos tempranamente o criándolos en casa: el sistema debería protegernos a todas.
- Tribu de madres. Nos sentimos solas la mayor parte del tiempo. Maternar juntas es clave para sobrevivir a la crianza en un mundo tan poco maternal.
- Permisos maternales dignos. Que nos permitan la opción real de cuidar de forma retribuida a nuestras crías

durante al menos un año, que es el periodo necesario para recuperarnos del parto a nivel físico y mental.

- Que el sistema no nos oprima ni nos castigue ni empobrezca por elegir maternar.
- Que no se nos juzgue por las elecciones que hacemos, sean cuales sean.
- Que se cuide, proteja y atienda nuestra salud mental cuando sea necesario.
- Que el sistema se haga cargo de nuestra recuperación física. Recuperar el suelo pélvico o nuestra salud mental después del parto no puede ser un privilegio.
- Que se entienda que invertir en las madres es invertir en salud pública. Si no cuidamos de las madres, tenemos mujeres y bebés más enfermos a corto y largo plazo. Las madres somos el sostén de la humanidad. Sin madres no hay futuro posible.

Las madres no necesitamos que papá sistema decida por nosotras. Necesitamos apoyo en nuestras decisiones libres y reconocimiento social. Maternar es un trabajo invisibilizado pero imprescindible. Queremos que se reconozca lo que hacemos, que se valore y se proteja para que todas podamos elegir si queremos maternar o volver al trabajo remunerado como el derecho que es y que deje de ser un privilegio solo de algunas.

¿Quién cuida de las madres?

En esta sociedad cruel donde los cuidados no importan, la maternidad no tiene cabida. Las madres nos entregamos en cuerpo y alma a la crianza de nuestras crías cada día, llevamos el peso de la carga mental demasiadas veces solas, trabajamos dentro y fuera del hogar. Y parece que nadie nos ve. Se asume que esto es lo que toca. Pero no es así.

Si no se cuida a las madres, no podemos esperar que seamos capaces de cuidar plenamente de nuestras criaturas. ¿Dónde está nuestro sostén? ¿Dónde están nuestros espacios?

A veces, un simple respiro para ir a caminar sola, un ratito más de sueño por la mañana mientras la pareja se ocupa del bebé, un ratito de yoga o un café con una amiga puede ser suficiente para recuperar el aliento que tantas veces nos hace falta. Pero mira qué cruel es la sociedad, que, cuando pedimos tiempo para nosotras, nos mira con cara de ser unas caprichosas. Y no es un capricho, sino una necesidad. Para poder parar, para poder recargar, para poder seguir.

Esta necesidad aparece en cada una de nosotras antes o después. Por lo general, durante el primer año no hay energía para cuidar más que a nuestra cría. Cuidarnos es simplemente permitirnos descansar durante su siesta, aprovechar esos descansos para hacer algo agradable, como leer un libro o ver una serie. Más adelante, algo interno despierta de nuevo. La necesidad de reencontrar espacios para nosotras.

Si no nos cuidamos a nosotras mismas, nadie nos cuidará. Priorizarnos también es una prioridad en la crianza porque una madre feliz y cuidada supone un bebé feliz y cuidado.

LA EXPERIENCIA DE GRETA

Greta es madre soltera por elección. Tenía dinero ahorrado y se está permitiendo gozar de su tan deseado bebé. Ahora ya tiene diez meses y la crianza es intensa, pero la está disfrutando mucho.

Algunos días queda con sus amigas de toda la vida, que aún no son madres. Ellas no paran de repetirle que ha cambiado, que no se está cuidando, que debería dejar a su bebé un rato cada día para poder desconectar, salir y retomar un poco su vida. Pero todo esto no le resuena a Greta ni es lo que siente.

Ahora mismo no tiene ganas de hacer cosas sin su bebé y se ve enormemente juzgada por su entorno, que ni siquiera tiene hijos para entender su situación.

Siempre que queda con ellas, Greta vuelve a casa sintiéndose mal. Cuando su bebé ya duerme, le abraza y rompe a llorar. Solo desea estar con su criatura y no siente la necesidad de hacer lo que hacía antes.

Una mañana se despierta mejor y decide hablar con su amiga Lorena, que tiene una hija de edad similar a su niño; se conocieron en el grupo posparto justo después de dar a luz. Han entablado una amistad increíble y con ella se siente a gusto para compartir.

Greta le explica lo sucedido y Lorena, que tiene triple experiencia de maternidad, le dice que respire.

—Es normal que ya no te veas cómoda con personas que se encuentran en otro momento vital y, además, es difícil que puedan comprenderte, porque no son madres y ni siquiera son capaces de imaginar lo que implica serlo. Gasta tu energía con gente que te aporte ahora. La maternidad nos aleja de algunas personas, pero nos acerca a muchas otras.

Greta respira, aliviada. Su amiga ha puesto palabras a lo que ella ya pensaba, pero en su interior aún le duele la insistencia de los demás en que debe cuidarse más. ¿A qué se refieren? Si ni siquiera tiene tiempo para cocinar o limpiar, ¿cómo va a cuidarse? ¿Realmente se ha descuidado?

Lorena la tranquiliza:

—Greta, estás en pleno posparto emocional. Los dos primeros años de vida de tu bebé son de supervivencia pura. Cuidarte ahora no es salir a tomar unas cañas o ir a la peluquería a ponerte guapa. Los cuidados ahora son más básicos e implican comer bien, descansar cuando podemos, compartir un café con una amiga mientras tienes al bebé en la teta o hacer yoga online aprovechando que se está echando la siesta. Las prioridades cambian y tenemos que adaptarnos a cada momento. No tienes que forzar nada, lo estás haciendo bien. Cuidarte implica hacer lo que te haga sentir bien contigo misma y con tu bebé. Con el tiempo, y a medida que tu criatura sea más autónoma, tú también sentirás la necesidad de hacer otro tipo de actividades, con o sin tu bebé.

«Uf, qué suerte tengo de tener a esta mujer al lado», piensa Greta. Justo cuando alguien le hace dudar de lo que siente, aparece ella y le devuelve la paz que necesita. La maternidad le ha traído la mejor amiga que podía tener.

17

La lactancia mas allá del año

Los organismos oficiales y la evidencia científica recomiendan lactancia materna mínimo hasta los dos años, pero, con frecuencia, a partir del año nos encontramos con profesionales o personas que se refieren a estas lactancias como «prolongadas». Personalmente, no me gusta este término porque, de entrada, «prolongar» algo significa alargarlo más de lo normal. Y cuando hablamos de lactancia materna, a menudo, nos referimos a lactancia prolongada cuando vemos a bebés de más de un año en el pecho materno.

A lo largo de la historia, y prácticamente en todos los lugares del mundo, los bebés eran amamantados hasta los dos o los tres años. No es hasta el siglo xx, con la industrialización, el trabajo de las mujeres fuera del hogar y la aparición de los sucedáneos de leche materna, cuando se empieza a destetar de forma prematura a los bebés. El destete fisiológico de nuestra especie se da entre los dos años y medio y los siete años. Entonces, toda lactancia en este periodo no es una lactancia prolongada, sino normal.

Aporte nutricional a partir del año

- La cantidad de grasa aumenta.
- Obtienen un tercio de sus necesidades calóricas y proteicas a través de la leche materna. Esta cantidad aumenta cuando están enfermos.
- Ingieren gran parte de la dosis recomendada de vitaminas A, B12 y C a través de la leche, además de un porcentaje elevado del calcio y el ácido fólico necesarios.

Los bebés alimentados con leche materna presentan un menor riesgo de padecer leucemia infantil o sufrir enfermedades metabólicas o autoinmunes. Además, a mayor duración de la lactancia, mejores habilidades cognitivas e intelectuales, según evidencia disponible.

Para la madre, por su parte, cuanto más dure la lactancia, existe un menor riesgo de cáncer de mama, de ovarios y de enfermedades cardiovasculares o diabetes.

No hay riesgos de amamantar más allá del año. El único problema es el desconocimiento y los prejuicios sociales, que incluso se dan por parte de profesionales desactualizados. Aproximadamente el 43 por ciento de las mujeres en España se sienten incómodas dando el pecho en público a sus criaturas y se estima que un 14 por ciento deja la lactancia materna por este motivo.

¿Sabías que cuando tu bebé está enfermo la leche materna es su mejor medicina?

No existe en el mundo ninguna otra sustancia capaz de adaptarse a las necesidades inmunológicas de tu criatura. Cuando esta se enfrenta a algún patógeno, comienza la magia de la lactancia materna.

La saliva del bebé entra en contacto con nuestras glándulas mamarias y se produce una respuesta inmunomoduladora de la lactancia para enviar la señal de los anticuerpos necesarios en esos momentos. Una sola cucharada de leche materna contiene más de tres millones de células específicas para combatir gérmenes.

Y nuestro instinto de besarlos, acunarlos y darles el pecho a demanda tiene un motivo importante: protegerlos y curarlos. Cuando los besamos y nuestro sistema entra en contacto con su saliva, enviamos información específica a nuestro sistema linfático para producir anticuerpos específicos que pasan a la leche materna. Así que cada toma se convierte en medicina para el cuerpo y para el alma.

A esto hay que añadir que la leche materna desempeña un papel fundamental en nuestra microbiota intestinal. Los bebés que toman leche materna reciben miles de bacterias diarias que forman y repueblan sus bacterias intestinales, claves para el sistema inmunológico.

¿Y sabes lo mejor? Que da absolutamente igual la edad de la criatura. Estas propiedades existen durante toda la lactancia. Ya sea el primer mes o el tercer año. Por este motivo es importante proteger la lactancia materna como el tesoro que es. Porque la leche materna salva vidas a cualquier edad.

Para la Asociación Española de Pediatría, la lactancia más allá del año aporta beneficios emocionales y psicosociales a las criaturas. Cuanto más dure la lactancia, menor riesgo de maltrato infantil existe, mejor relación en la adolescencia y mejor salud mental en la vida adulta.

Recuerda que cada día de lactancia que os deis es un regalo para vuestra salud presente y futura.

Agitación de la lactancia

Se trata del rechazo que experimenta la madre al amamantar a su hijo. Puede ser en algunas tomas o en todas.

Esto suele ocurrir especialmente durante el embarazo, el tándem o en lactancias de larga duración.

Es una sensación muy dura para la madre, que tiene sentimientos de ambivalencia hacia su cría y su lactancia. Por un lado, la ama y desea que tome pecho, pero, por el otro, le irrita que lo haga, le produce rechazo o dolor.

La culpa aparece. Y la gran pregunta es la siguiente: ¿destetar o seguir?

No hay una respuesta buena o mala, porque esta dependerá de cada madre. Y todas las decisiones son igual de válidas.

En el caso de seguir con la lactancia, debes saber que la sensación no estará siempre presente. Puede ir y venir. También te recomiendo que pongas límites, los que tú necesites. Habla y comunícate con tu bebé. Pide ayuda cuando necesites que no mame para que le distraigan. Y, sobre todo, comparte lo que sientes con otras madres que te puedan comprender.

No estás sola. La mayoría de las madres han experimentado en algún momento de su lactancia la agitación. No eres mala madre por ello. Somos humanas y tenemos nuestros propios límites y necesidades. Y a veces necesitamos más espacio propio. En otras ocasiones nos gusta compartir el cuerpo con nuestro bebé.

No te juzgues. Escúchate, respeta tus necesidades y habla con tu bebé: ellos nos entienden más de lo que pensamos.

¿Hasta cuándo dar la teta? Es una pregunta recurrente para la que solo una persona tiene la respuesta, y esa eres tú.

El destete

- La lactancia materna es cosa de dos: la madre y el bebé.
- El destete significa el final de esta etapa. Todo acaba, nuestras lactancias también.
- Puede ser natural o dirigido por la madre o el bebé.
- Todas las criaturas del mundo se destetarían solas fisiológicamente cuando madurativamente estuvieran preparadas. Esto puede ocurrir de forma natural y gradual entre los dos años y medio y los siete años. La criatura va reduciendo tomas de forma espontánea hasta que un día deja de necesitar y reclamar el pecho.
- Pero la mayoría de las madres sienten la necesidad de destetar antes de que el bebé lo haga por sí solo, y esto también es válido. Porque no tiene sentido continuar con una lactancia si una de las dos partes no se siente cómoda y a gusto.
- El destete dirigido por la madre no suele ser fácil, ya que el bebé no está preparado para dejar el pecho de mamá, que es refugio y amor para él.
- Dependerá mucho de la edad de la criatura y del motivo del destete, para el que podremos utilizar unas técnicas u otras.
- Lo ideal es personalizar este proceso y pedir ayuda a

una experta en lactancia materna siempre que lo necesitemos.

- Es muy importante explicar bien lo que va a pasar a nuestra criatura a través de una comunicación entendible y estar seguras de la decisión que hemos tomado para poder acompañar sus emociones.
- Un destete paulatino siempre será más respetuoso para ambos que uno repentino. Aunque, a veces, las circunstancias pueden hacer necesario un destete abrupto.
- Algunas recomendaciones generales para un destete paulatino:
    - Empezar reduciendo tomas.
    - No ofrecer, pero no negar. Si negamos, provocamos más deseo.
    - Destetar primero de día, no de noche. Siempre será más fácil el día, ya que al estar el bebé despierto podemos utilizar técnicas o juegos para distraer su atención del pecho. Algunas madres destetan de noche con la finalidad de dormir más, pero los estudios muestran que el destete nocturno no garantiza menos despertares.
    - Anticípate a sus necesidades. Ve ofreciendo comida e hidratación para que no tenga hambre y evita situaciones de estrés, ya que en estas se suele buscar la teta de mamá para encontrar calma.
    - Ofrece muchos abrazos y besos. Explícale que, aunque dejas el pecho, mamá no se va y puede seguir ofreciéndole cuerpo y refugio de otra forma.
- Algunas familias optan por el método padre por las noches. Es decir, mamá se va a otra habitación y quien

atiende a la criatura en su llanto o despertares es el padre o la pareja. Pero en este caso añadimos el duelo de que, además de la pérdida de la teta, también se va la figura de mamá.

- Si se hace el destete antes del año, es importante que la leche materna sea sustituida por leche de fórmula. Después del año, podemos cambiarla por leche de vaca entera en menores de dos años.
- Te recomiendo hacer algún recuerdo de vuestra lactancia, como una joya de leche, o incluso algún ritual de despedida si esto puede ayudaros.

LA EXPERIENCIA DE EMMA

Emma tiene un bebé de trece meses. Le amamanta y le encanta compartir los momentos de teta con él.

Hoy se ha despertado con fiebre alta, malestar, dolor de garganta, de oídos... Va a urgencias y la médica que la atiende le diagnostica anginas y otitis. Le receta un antibiótico y unas gotas para el oído, además de analgésicos.

—¿Los medicamentos son compatibles con la lactancia? —pregunta Emma.

—No, debes suspenderla.

Emma rompe a llorar, se siente muy mal físicamente, muy vulnerable y, encima, para curarse, le piden que deje el pecho.

—Pero ¿qué edad tiene tu bebé? —le pregunta la médica al verla así.

—Trece meses.

—Si a esta edad la leche ya es aguada. Ahora tienes que recuperarte; no te preocupes por la lactancia, trece meses son suficientes —le contesta con tono irónico.

Emma sale de la consulta destrozada. No quiere dejar el pecho. Pasa por la farmacia a comprar los medicamentos que le han recetado y pregunta de nuevo si son compatibles con la lactancia. Los farmacéuticos le dicen rotundamente que no.

Desolada, llega a su casa y llama a su prima, que es matrona. Le explica lo sucedido y esta se enfada.

—¿Cómo que tienes que suspender la lactancia? Si los fármacos que te han recetado son totalmente compatibles.

Emma empieza a ver la luz.

—¿En serio? ¿Por qué me han dicho que debo dejar la lactancia entonces?

—Desgraciadamente, muchos profesionales no saben de lactancia materna, pero existe una página actualizada por profesionales donde puedes consultar cada fármaco que te receten, se llama E-Lactancia —le informa su prima.

Emma corre a consultar lo que le han recetado y lee «riesgo bajo» en cada uno de los medicamentos, con una explicación basada en evidencia científica que la deja muy tranquila.

Su prima le recomienda volver al hospital y poner una reclamación.

—Es un deber profesional estar actualizado y proteger la lactancia materna, ya que es un asunto de salud pública muy importante. Los organismos oficiales la recomiendan hasta los dos años como mínimo, y si hay necesidad de recetar fármacos, pueden utilizar herramientas actualizadas como E-Lactancia, en caso de duda.

Emma vuelve a los pocos días, cuando ya está mucho mejor, para poner una reclamación. Ella ha tenido la suerte de que su prima la haya ayudado, pero no puede dejar de pensar en las mujeres que suspenden su lactancia de forma precipitada y sin una razón de peso por culpa de profesionales desactualizados. Lo quiere hacer por ella y por todas las que vienen detrás.

18

La madre perfecta

Todas las mujeres maternamos de forma diferente, cada una con nuestra mochila, con nuestras creencias y con la información que tenemos. Con el instinto y la intuición. Con apoyo o sin él, con ayuda y comprensión o sin ellas, todas maternamos e intentamos hacerlo bien y dar lo mejor de nosotras mismas. Unas veces lo conseguimos, con mayor o menor acierto, pero no hay ganadoras ni un premio a la mejor madre. Todas lo hacemos tan bien como podemos y sabemos con nuestras circunstancias personales, que nadie puede comprender sin haber estado en nuestro lugar, en nuestra piel.

La maternidad... ¿es de color de rosa?

No, en absoluto. La maternidad es preciosa, bella, poderosa, transformadora, nos enriquece como mujeres, pero, a veces, también es agotadora y extenuante.
La maternidad no es rosa ni debemos romantizarla. Es dura y hay mucha soledad e incomprensión mientras se atraviesa: dudas, miedos, incertidumbres, ambivalencia...

Nos venden una maternidad idílica. Madres perfectas que no se cansan, que pueden con todo, que no se quejan. Y esto está lejos de la maternidad real. Las madres, como cualquier persona, tenemos límites, no podemos con todo. Y así está bien.

Qué tóxica la imagen de la maternidad de color rosa, que nos vende un ideal inalcanzable y después nos invade la culpa. Ojalá se diera más valor a lo que hacemos las madres, porque los cuidados son duros, invisibles y no se reconocen.

No juzgues a la madre que tienes al lado por suspirar, por gritar o por decir que no puede más. No sabes la historia que hay detrás ni la carga que lleva en su espalda. Más sororidad entre nosotras, más visibilidad de lo que implica la maternidad real.

Que nos encante maternar y estemos enamoradas de nuestras crías no implica que en ocasiones necesitemos un respiro o una mano que nos preste ayuda.

La maternidad rosa nos oprime y lo que necesitamos es poder respirar y aligerar la carga juntas. Compartir nos alivia el alma y nos acerca a la realidad de otras madres.

La tribu nos recuerda que no estamos solas y que todas nos sentimos igual a veces, que no somos malas madres por no llegar a la maternidad rosa que nos venden.

La maternidad real tiene luces y sombras, y así es perfecta. Lo hacemos tan bien como podemos y sabemos conforme a nuestras propias circunstancias y con el corazón en la mano. Obviamente, siempre habrá cosas que hacemos mejor y otras, peor, pero basta de exigencias y comparaciones. Somos la mejor madre para nuestras criaturas aunque nuestra experiencia no sea rosa, sino perfectamente imperfecta.

Criar es, por sí mismo, suficientemente difícil como para encima exigirnos unas a las otras una perfección que no existe. Dejemos de opinar, criticar y juzgar, y empecemos a sumar, a apoyarnos de forma incondicional, a darnos la mano. Solo la sororidad entre nosotras nos puede salvar. Juntas somos mejores y nos sentiremos un poco menos solas. La maternidad de la mano de otras mujeres puede ser un viaje mágico de aprendizaje y emoción. Maternar en tribu es más fácil, más dulce y menos cruel.

Ambivalencia

La maternidad es, precisamente ambivalencia, ese estado de ánimo en el que coexisten dos o más emociones o sentimientos opuestos. La alegría, la entrega, el amor incondicional, las risas y las cosquillas conviven con la tristeza, las dudas, los miedos y los llantos.

No querer perderte ni un instante y necesitar un respiro de vez en cuando o incluso querer huir.

Brazos infinitos, besos, porteo, cansancio extremo, falta de sueño o ganas de poder hacer una comida o una ducha tranquila.

El instinto y la intuición en lucha continua con lo que se te exige desde fuera, la confianza y la ilusión se alternan con las críticas de los demás, querer abarcar todo y darte cuenta de que necesitas ayuda.

La necesidad de tribu y de apoyo y la soledad más dolorosa; estar rodeada de gente, pero sentir que no te comprenden.

La entrega absoluta de cuerpo y alma, y el desgaste que supone...

La maternidad es una dualidad de sentimientos, emociones y experiencias en sus polos más opuestos. Una aventura increíble, mágica y transformadora pero también abrumadora y extenuante.

Las madres también lloramos. De cansancio, de agotamiento, de soledad... A veces necesitamos un descanso, pero no hay un botón de pausa ni relevo. Todo sigue y ellos nos necesitan al pie del cañón. Sin embargo, somos humanas y no podemos con todo. Y luego aparece la culpa. Por no llegar, por esos gritos que a veces se nos escapan, por esos suspiros de cansancio acumulado que esconden las noches sin tregua, por los «mamá» que nos persiguen incluso cuando vamos al baño, por la falta de espacio personal y de autocuidados.

¿Nos hace malas madres sentirnos así? Por supuesto que no. Las madres tenemos derecho a quejarnos y a llorar. Tenemos derecho a decir algún «basta» que otro y a poner límites para nuestra salud mental, porque nosotras también somos importantes. Y, si nosotras no estamos bien, tampoco lo estarán ellos, así que, cuando te sientas desbordada, pide un relevo, no deberías cargar con todo. Aparta la autoexigencia y abraza la ayuda. La crianza siempre debería ser compartida.

Y no se es mejor o peor madre por sentirse desbordada, ni cansada, ni por necesitar una pausa. Qué cruel exigirnos siempre la perfección inalcanzable de la madre perfecta que nos han vendido.

Todas tus elecciones son válidas y buscan el bienestar pensando en ti, en tu cría y en la familia. Eres perfecta con tus imperfecciones. Con tus aciertos y tus errores. Ni una de nosotras conseguirá hacerlo perfecto, ya que la perfección es una construcción que representa el ideal de cada una.

No juzgues

No juzgues. No opines sobre las decisiones de la mujer que tienes al lado sin conocer su situación personal. No hagas presunciones, pregunta si quieres saber, pero desde el respeto y el amor, porque detrás de cada historia tal vez haya dolor.

Debemos cuidarnos las unas a las otras, sin juicios. La sororidad es el único camino que puede salvarnos. No hay mejores o peores madres, todas lo hacemos tan bien como podemos y sabemos. Si lo que vas a decir puede dañar a una madre, mejor no lo digas, criar es ya suficientemente difícil en una sociedad patriarcal como para tener que lidiar, además, con las miradas de desaprobación de otras madres.

No hay nada más preciado que la empatía y el amor. Si no nos asistimos entre nosotras, nadie lo hará. Ojalá en el futuro haya un mundo de madres que en vez de juzgarse se sostengan unas a otras, independientemente de la forma de criar, de maternar, de sus decisiones. Todas lo hacemos con la mano en el corazón, pero, a veces, nos topamos con caminos que no hemos elegido, sino que nos han tocado, así que no seas cruel con las madres que te rodean, porque esa actitud, de hecho, es lo que alimenta el patriarcado. Nos quieren enfrentadas, pero debes saber que juntas somos más fuertes. Y no hay nada más poderoso que una red de madres unidas.

Ser una buena madre implica estar allí para tus crías, estar presente en cuerpo y alma. Implica amar incondicionalmente, proteger y cubrir todas sus necesidades físicas, psicológicas, sociales y emocionales. Y esto no tiene nada que ver con el tipo de parto o de lactancia, o de si porteas o llevas a tu bebé en carrito.

Ojalá hubiera menos comparaciones y exigencias que solo nos alejan más de nosotras mismas y de las demás madres. La madre perfecta no existe, ningún libro la define. Insisto, maternamos como mejor podemos, y no nos premian por ello. No deberíamos aspirar a ninguna perfección, porque el nivel de autoexigencia que nos imponemos es cruel y doloroso, nos empequeñece, nos frustra y nos hace sentir imperfectas.

Tú eres la mejor madre del mundo para tu criatura, no lo olvides nunca. Que nadie te haga creer que eres mejor o peor madre por elegir una u otra opción en el embarazo, en el parto o en la crianza. Lo que necesitamos es más amor, hacia nosotras mismas y hacia las demás madres.

Ojalá pudieran recordar

Ojalá pudieran recordar todos los besos que les damos, todas las noches que hemos compartido, los brazos infinitos, las canciones para dormir que repetimos cada día. Ojalá pudieran recordar las horas de juegos, las palabras de amor que les susurramos mientras nos miran con nuestro pecho en su boca. Ojalá pudieran recordar los pasillos en brazos, las horas de porteo sobre nuestro cuerpo.

Aunque nos gustaría que fuera así, o que algunos de los instantes que vivimos ahora quedaran fotografiados en su mente, ellos no se acordarán. Crecerán y cada día serán más autónomos, más libres y menos dependientes de nosotras. Crecerán y ya no nos necesitarán a su lado para todo.

Y nosotras añoraremos las noches sin dormir, los brazos ocupados por un pequeño cuerpo dependiente del nuestro y el no tener tiempo para nada más que para ellos.

Ojalá pudieran recordar, pero probablemente solo lo recordemos nosotras, si bien tranquiliza saber que todas estas experiencias y recuerdos quedan grabados en algún lugar de su cerebro y de su corazón. Consuela pensar que lo que hacemos ahora son los cimientos sobre los que irán construyendo su carácter, sus habilidades, su autoestima. Alegra pensar que nada es en vano y que todo tiene un sentido. Emociona ser conscientes de que les damos absolutamente todo el amor y el respeto que podemos.

Ojalá pudieran recordar, pero, como lo más probable es que no lo hagan, allí estaremos nosotras para explicarles lo amados que fueron, para contarles que todo lo que hicimos fue desde el corazón, que intentamos ignorar las voces ajenas, aunque no siempre lo conseguimos. Que tratamos de poner por delante el instinto y la intuición, a contracorriente del mundo loco que nos rodeaba. Pediremos perdón por los errores. Respiraremos tranquilas, y dolerá menos al constatar que todo lo que hicimos fue por amor.

La realidad es que lo hacemos tan bien como podemos y sabemos, que no hay decisiones buenas y malas. Que, sea como sea, ocurra lo que ocurra, actuamos con el corazón y a menudo tomamos decisiones nada fáciles pensando siempre en lo mejor para nuestras criaturas. No te exijas tanto, perdónate. No mires alrededor, no te compares con nadie, porque la maternidad perfecta no existe. E insisto: no podemos juzgar a la mujer que tenemos al lado sin conocer su historia. Cada una vive su camino, con sus baches, sus piedras y sus alegrías.

La maternidad ideal es una utopía. Vive la tuya abrazando cada momento. Porque, sea como sea, es. Y mira con sororidad a las madres que tienes cerca, ya que ninguna vive una maternidad perfecta ni es una madre perfecta.

LA EXPERIENCIA DE PAULA

Paula tiene dos peques, uno de veintitrés meses y otro de cuatro años. Pasa gran parte del día sola con ellos, ya que su pareja sale de casa por la mañana y vuelve del trabajo cuando ya duermen. Para ella, lo más difícil es gestionar sola los ritmos de cada criatura, prepararles comida sana y satisfacer adecuadamente sus necesidades.

La media hora de antes de comer y de cenar es terriblemente agotadora. Los niños están cansados, tienen hambre y ella debe cocinar.

Paula intenta animarlos a jugar para que se entretengan un rato solos, pero es misión imposible. Un día decide ponerles unos dibujos animados en la tele durante esa media hora para poder cocinar con calma. Resulta que los dos se quedan tranquilos y ella consigue llevar a la mesa una comida rica y nutritiva para ellos sin gritos alrededor. Después de comer, deja al mayor en el cole de nuevo y el peque hace su siesta como todos los días en sus brazos. Ella aprovecha para buscar información en internet sobre el uso de pantallas en bebés y lee que está rotundamente desaconsejado en menores de dos años. En ese momento, se siente la peor madre del mundo y empieza a llorar. Decide que no lo hará más.

Al día siguiente la escena se repite: hora de comer, ella necesita preparar la comida, pero ellos se pelean, gritan, lloran, no se distraen con nada. Paula está agobiada cocinando, coge al pequeño en brazos porque lo tiene agarrado a su pierna llorando, con la mala suerte de que el pequeño se quema con la olla que tiene en el fuego.

Paula se derrumba. «Esto es horrible, soy la peor madre del mundo, he quemado a mi bebé». Coge a los dos entre llantos y sale pitando para urgencias. La enfermera le dice que no se preocupe, que es una quemadura pequeña y que sanará rápido con las curas adecuadas.

Por la tarde, en el parque, se junta con su mejor amiga. Los peques juegan mientras ella le explica su drama. Su amiga la mira y le dice:

—Pero, a ver, por media hora que les pongas a tus hijos la tele para que puedas cocinar sin poner en riesgo su salud física y tu salud emocional, ¿qué daño crees que les haces? Sí, hay recomendaciones, genial, pero luego estamos cada madre con nuestras circunstancias personales. No somos perfectas ni podemos crear seres perfectos. Somos humanas y lo hacemos tan bien como podemos. Si necesitas poner la tele media hora a tus hijos, aunque tu bebé sea menor de dos años, pues se la pones.

Paula se siente aliviada. «Madre mía, si en realidad tiene razón», piensa. Cuánta exigencia y cuánta carga. Ella no puede asumir ser una madre perfecta porque no tiene el apoyo para serlo, es una madre suficientemente buena para sus hijos y todo lo que hace es por el bien común de la unidad familiar.

Le da un abrazo enorme a su amiga y un gracias infinitas. Su amiga le confiesa:

—Yo también dije que no comerían nunca dulces, y cada día se toman un bocadillo de chocolate con sus abuelos. La maternidad es así de imperfecta.

19

¿En qué momento necesitan las criaturas socializar?

Culturalmente, estamos acostumbradas a ver criaturas escolarizadas a una edad temprana. Muchas veces, esto se defiende con el argumento de que a los bebés esto les conviene para poder socializar entre iguales.

Sin embargo, la socialización no aparece hasta los tres años. Por tanto, es importante entender que no escolarizamos a nuestros hijos prematuramente por su bien, sino que corresponde a una necesidad de los adultos. Dejamos a nuestras criaturas pronto para volver al trabajo productivo a costa de las necesidades de la madre y el bebé.

La evidencia científica nos muestra que la capacidad de socializar presente y futura de nuestras criaturas no varía entre los niños escolarizados tempranamente o los que se quedaron con su familia durante la primera etapa de la vida. De hecho, la escolarización temprana se asocia a conductas más agresivas, según la publicación de Salerni.[32]

La primera persona con quien se crea una relación es la madre. Y a través de esta figura de apego primaria la criatura dependiente descubre el mundo. La socialización empieza desde el útero y continúa fuera, de forma inevitable.

Desarrollo social por edades

- **El primer mes:** los bebés son perfectamente capaces de conocer y reaccionar a su figura de apego primaria.
- **De los dos a los cuatro meses:** aparece la sonrisa con la interacción agradable con sus figuras de apego. Empiezan a comunicarse a través de sonidos.
- **De los cinco a los siete meses:** escuchan con atención a sus figuras de apego y responden con balbuceos. Pueden reconocer nuestras emociones y reaccionar frente a ellas. El mundo comienza a interesarles.
- **De los ocho a los doce meses:** muestran interés por jugar con sus figuras de apego y se extrañan cuando nos separamos de ellos. Surge la angustia por separación.

32. Salerni, N. y C. Caprin, «Prosocial Behavior in Preschoolers: Effects of Early Socialization Experiences With Peers», *Frontiers in Psychology*, n.º 13, 2022 DOI=10.3389/fpsyg.2022.840080.

- **Al año:** son conscientes de que hay otras personas que les interesan y con quienes pueden crear relaciones de apego como, por ejemplo, los abuelos. Empiezan a imitar y a decir algunas palabras.
- **A los dos años:** están centrados en ellos mismos y en sus propias necesidades. No entienden las emociones de los demás niños, y por este motivo puede que empujen, muerdan o peguen cuando algo no les parece bien, pues no tienen aún la capacidad para empatizar ni comunicar adecuadamente. Son más independientes y aparece el juego simbólico, que trata de imitar lo que hacemos los mayores o lo que hacen otros niños, especialmente mayores. Su lenguaje está más desarrollado, pero aún no se expresan bien a través del habla.
- **De los tres a los cuatro años:** juegan en paralelo con otros niños, interaccionan y cooperan con los demás iguales. Son capaces de negociar, les gusta descubrir, fantasear y pueden empatizar con las emociones de los demás niños. Sus habilidades comunicativas ya son buenas y tienen la capacidad de manifestar sus emociones.

Socializamos con la familia, los amigos, los vecinos, en los grupos de apoyo y de crianza, en el parque, en espacios de juego, en el supermercado o en el banco. La socialización es la interacción con otras personas y la sociedad, y un bebé lo hará todos los días de su vida en circunstancias cotidianas.

Así pues, la familia es la primera experiencia de sociabilización del infante. Las relaciones con otras personas empiezan en casa, primero con la madre, después con el padre o la pareja, los hermanos, los abuelos y los demás miembros de la familia. Durante los primeros años puede que surja la interacción entre iguales en el parque o espacios destinados al juego, pero no hay un interés explícito.

Cuando las criaturas tienen dos años pueden mostrar algún interés por otros niños o querer imitarlos, pero ni saben compartir ni son capaces de manejar sus emociones, mucho menos las de los demás. La mayoría de los niños entre los dos y los tres años juegan solos o en solitario aunque tengan otros niños al lado.

Hasta los tres o cuatro años, cuando en realidad comienza la escolarización en nuestro país, las criaturas no están preparadas madurativamente para jugar con otros iguales y no muestran preferencias de amigos. El estudio de Schmerse nos indica que el entorno familiar moldea la capacidad de empatizar de nuestros hijos, y esta se refleja alrededor de los cuatro años en las aulas junto con sus iguales.[33]

33. Schmerse, D. y R. Hepach, «How socialization goals and peer social climate predict young children's concern for others: Evidence for a development shift between 2 and 4 years of age», *Social Development*, 2021; n.º 30, pp. 239-257. https://doi.org/10.1111/sode.12478.

¿Es necesaria la escuela infantil?

- Para el desarrollo social de nuestros hijos, no. Pero puede que sea una necesidad de la familia tener que escolarizar tempranamente.
- En un ambiente familiar estable y equilibrado, la criatura puede cubrir todas sus necesidades junto con sus figuras de apego primarias. Además, en casa tiene una atención personalizada que no le ofrece una escuela infantil española, con una de las ratios más alta de Europa.
- En familias con dificultades específicas, puede que sea más beneficioso escolarizar al bebé si supone un espacio más seguro y estimulante que el hogar.
- Forzar el desarrollo social del bebé no le beneficia, como tampoco lo hace forzar otros procesos madurativos.
- La Asociación Española de Pediatría recomienda evitar las escuelas infantiles en menores de dos años porque, entre otros motivos, su sistema inmunológico no está preparado.

En definitiva, un entorno familiar bueno y estimulante es el mejor lugar para que una criatura socialice durante sus primeros años. Esto no significa que el niño no deba mantener contacto con otras criaturas, pues es muy beneficioso para ellos estar a diario en espacios de juego compartido como el parque o realizar actividades en familia y con otras familias. Estos entornos de socialización junto con su figura de apego serán el lugar perfecto para construir herramientas para su futura socialización entre iguales. Nosotros somos sus referentes y ellos aprenden a relacionarse a través de lo que ven y les enseñamos.

LA EXPERIENCIA DE MARGOT

Margot tiene una niña de dos años. Cuando nació, decidió coger una excedencia, que extenderá hasta que su hija cumpla los tres años. A partir del año, empezó a verse bastante sola en esta aventura, todas sus amigas con hijos de edades similares habían vuelto al trabajo remunerado.

La pequeña es muy extrovertida y divertida, saluda a todos los vecinos del barrio cuando salen a pasear, entra en las tiendas, donde ya la conocen, y todos la adoran. En la panadería le regalan un trocito de pan, en la frutería, un plátano cada mañana...

Dos veces a la semana Margot y su hija acuden al espacio familiar público cercano a su casa. Es maravilloso, un entorno adaptado a las necesidades de las criaturas para que puedan jugar con otros niños de su misma edad, acompañados de su figura principal de apego.

La peque adora ir al espacio familiar, allí tiene varios amigos. Aunque cada uno juega solo y está a lo suyo, cantan canciones juntos y cada día hacen alguna actividad divertida, además del juego libre.

A pesar de la diversidad social de la pequeña y de que

sea una niña despierta, toda su familia está preocupada. «¿No debería ir a la escuela infantil? ¿Y el año que viene, cuando empiece la escuela? Ya verás... —le dicen a Margot—, la has acostumbrado a una vida que no es real».

Pero Margot y su pareja están confiados y tranquilos con la decisión de crianza que han tomado. Ven a su hija crecer y desarrollarse en un ambiente saludable, sin forzar separaciones innecesarias. ¿Qué vida más real que la que tienen? Se despiertan juntos cada día, desayunan con tranquilidad, se visten, juegan en casa, van al espacio familiar, vuelven y comen, hacen la siesta y por la tarde van al parque con sus amigos.

Margot tiene claro que su hija está cubierta socialmente y que le está haciendo un gran regalo para que, cuando llegue el momento de escolarizarla, su pequeña tenga unos buenos cimientos de confianza para afrontar la separación y relacionarse con sus iguales y nuevos referentes con seguridad.

20

Control de esfínteres

El control de los esfínteres es un proceso madurativo. Y, como todas las demás fases de desarrollo del bebé, no se puede forzar.

No se aprende a dejar el pañal, las criaturas lo dejan cuando están madurativamente preparadas para hacerlo. Y el concepto de «normalidad» es muy amplio.

Edad del control de esfínteres

- Algunos bebés muestran señales de estar preparados entre los dieciocho meses y los dos años, aunque el 50 por ciento no adquiere la maduración hasta los treinta meses, el 75 por ciento, a los treinta y seis meses, y el 95 por ciento, a los cuarenta y dos meses.

- El control de la orina nocturno puede aparecer simultáneamente o más tarde, e incluso se considera normal hasta los cinco o seis años (o más en algunos casos).

Muchos profesionales hablan de respetar el proceso, pero luego nos dicen cómo quitar el pañal, nos dan trucos o nos proponen buscar un día para comenzar. El pañal no se quita, lo dejan los bebés cuando ellos lo deciden. Cualquier profesional que te anime a dar el primer paso no está siendo respetuoso con las necesidades de tu criatura.

Haber madurado el control de esfínteres implica también tener voluntad y consciencia para llevar a cabo el proceso. Propiciar la autonomía y la autoestima de los pequeños supone darles la oportunidad de conocerse y de autorregularse.

Los adultos de confianza solo tenemos que propiciar un espacio adecuado y acompañar su desarrollo desde la calma y el respeto. Es recomendable comprar un orinal cuando empecemos a ver las señales de que están preparados para ir al baño solos y fomentar así su autonomía.

Señales de que la criatura está preparada

- Puede comunicarse y explicarnos a su manera que no quiere el pañal.
- Es capaz de dejar lo que está haciendo para avisarnos con antelación de que tiene ganas de hacer pipí o caca.

Falsas señales

- No le gusta el cambio de pañal.
- Nos dice que está haciendo pipí o caca en el pañal.
- Que nos acompañen al baño.

Cuando una criatura deja el pañal por sí sola porque realmente está preparada para hacerlo, el proceso es armonioso y fluye por sí solo. No suele haber escapes ni tenemos que perseguirla ni recordarle que es momento de ir al baño. sino que ella sola es capaz de escuchar a su cuerpo y avisar cuando tiene la necesidad de hacerlo.

Retirar el pañal por presiones sociales o externas como la entrada a la escuela no es recomendable. La criatura lo pasará mal anímicamente, lo que puede afectar a su autoestima, pues le transmitimos el mensaje de que no confiamos en su capacidad de autorregularse. Además, pueden aparecer infecciones o retenciones de orina o estreñimiento.

Cuando presionamos para que ocurra algo que a nivel madurativo no pueden asumir, podemos provocar el efecto contrario y el rechazo. Y recuerda que siempre se puede retroceder. Si parecía que era el momento pero resulta que no lo es, puedes volver al pañal y esperar a una nueva oportunidad. No hay retrocesos porque, en ocasiones, los procesos madurativos no son lineales.

LA EXPERIENCIA DE CARMEN

Carmen tiene un niño de dos años y medio que va a la escuela infantil. Un día, la educadora le dice que es el momento de quitar el pañal a su hijo, que ya verbaliza cuando hace pipí y caca, y empieza a imitar a sus compañeros de clase. Además, le recuerda a Carmen que les quedan pocos meses, pues en septiembre arranca la escuela de mayores y entonces ya no podrá llevar pañal. Carmen se agobia mucho, no ve que su pequeño esté preparado porque aún moja todos los pañales y a ella no le dice nada de pipí o caca, solo algunas veces, pero cuando ya lo ha hecho, para que le limpie. Aun así, siente la presión de la escuela y decide confiar en su educadora.

A la semana de quitarle el pañal, lo que está pasando es un drama. El pequeño no controla en casa, se hace pipí varias veces al día, se niega a hacer caca y, además, Carmen está agotada de poner lavadoras. El lunes hablará con su educadora.

Llegado el día, comparte sus dudas con la profesora, que le asegura que es parte del proceso y que poco a poco irá controlando.

Por la tarde, al recogerlo, la criatura está irritable, llora mucho, dice que tiene caca, pero le sienta en el orinal y llora más. Al final, Carmen decide ponerle un pañal y su hijo hace de vientre. Carmen ahora no sabe si ha hecho mal, si ha retrocedido en el proceso, si se ha equivocado o si le habrá confundido.

Preocupada, empieza a buscar información en internet. Encuentra algo interesante y que le resuena: «El pañal no se quita, se deja». Dese luego, su pequeño no ha decidido dejarlo.

Interesada en el tema, lee a diferentes expertas y se da cuenta de la presión que le han puesto a su hijo cuando aún no estaba preparado para controlar esfínteres. Lee también que puede volver a ponerle el pañal, que no se trata de un retroceso, sino que el proceso no es lineal. Y que lo importante es esperar a las señales de que realmente están preparados.

Carmen habla con su pequeño:

—¿Y si volvemos a poner el pañal? ¿Te parece bien?

—Sí —responde, contento.

—Perdona, siento haberte hecho pasar una mala semana, no sucede absolutamente nada por ponerte pañal de nuevo. Eres un niño maravilloso y despierto, y cuando llegue el momento de hacer pipí en el orinal lo sabrás en tu interior.

Las explicaciones tranquilizan al niño, que se pone a jugar. Al día siguiente, Carmen habla con la educadora:

—Mi hijo vuelve a llevar pañal.

—No se puede retroceder con esto —dice, molesta.

—No es cierto —responde Carmen con confianza—. Mi hijo no estaba preparado y lo ha demostrado, he decidido esperar a que madurativamente lo esté. No hay prisa, es el más pequeño de la clase y si hay que empezar la escuela con pañal, lo hará.

La educadora no está contenta, pero acepta su decisión.

El verano es tranquilo, y, justo una semana antes de empezar la escuela, el pequeño dice un día que tiene pipí y quiere ir al baño. Su madre le acompaña y el niño hace pipí en el orinal. Por la tarde decide él solo quitarse el pañal.

Carmen alucina: ni un escape durante la semana. Él solito va al baño o pide que le acompañe. Hace caca y pipí, controla totalmente el proceso. Ella respira feliz. «Qué fácil es todo cuando no se fuerza», piensa.

21

¿Buscamos un hermano?

Después de la revolución que ha supuesto la entrada a la maternidad, cuando empezamos a ver la luz y la calma, a veces nos hacemos la gran pregunta de nuevo. ¿Buscar un hermano, tener otro bebé y ampliar la familia?

El mejor momento para dar el paso y empezar la búsqueda corresponde a cada familia y dependerá de las circunstancias personales y las preferencias de cada uno.

Por un lado, está la recomendación de las sociedades científicas y la evidencia científica, que aconseja esperar un mínimo de dos años entre parto y parto para una recuperación óptima del cuerpo materno y reducir así los riesgos para la madre y el futuro bebé.

Por otro lado, tenemos a nuestra criatura, que, dependiendo de la edad, aún puede necesitarnos mucho. Especialmente si se trata de menores de dos años, que quizá todavía estén mamando o ni siquiera controlen los esfínteres.

Lactancia materna y embarazo

Durante el primer trimestre, hay una sensibilidad extrema en los pezones y puede haber molestias, dolor o rechazo. Esta sensación disminuye en el segundo trimestre y suele desaparecer en el último.

Durante el segundo trimestre la producción de leche disminuye y aproximadamente el 60 por ciento de los niños se destetan de forma espontánea y voluntaria durante la gestación, pero el 40 por ciento seguirá tomando pecho, dado que la lactancia materna es más que un alimento para el niño.

La madre suele experimentar sentimientos ambivalentes y, a nivel emocional, esto puede ser duro de gestionar. Por un lado, en ocasiones hay deseo de destetar, pero, por el otro, nos sentimos mal por forzar un destete en un momento tan importante, de cambios y de más necesidades emocionales para nuestra criatura. No queremos que se sienta desplazada o rechazada, y a la vez soñamos con un final dulce y no forzado.

No hay opción correcta o incorrecta; como siempre, debemos escucharnos y hacer caso de nuestro instinto e intuición. Estará bien si sigues o si lo dejas. La lactancia es siempre cosa de dos y, si una de las dos partes no se siente cómoda, es hora de revisar.

La lactancia durante el embarazo no está relacionada con un aborto espontáneo, parto prematuro o bebés pequeños por edad gestacional.

Si la lactancia continúa hasta el nacimiento del siguiente bebé, se iniciará el tándem. Y el cuerpo es tan increíble que adaptará las necesidades nutricionales de la leche materna a la nueva criatura.

Una de las ventajas del tándem es que el mayor estimulará la subida de la leche madura y los peques suelen aumentar de peso rápidamente. Por contra, el mayor comenzará a mamar con más intensidad que antes porque necesita sentir la seguridad del pecho de mamá en un momento de importantes cambios familiares. Y esto puede vivirse, de nuevo, con sentimientos encontrados para la madre. Puede ayudar el hecho de negociar tomas con el mayor o hacer turnos si así la madre los gestiona mejor. Suele ser más intenso durante el primer mes, después, poco a poco, se va regulando la demanda del hijo mayor.

Luego están otros factores, como la edad de los progenitores, la situación socioeconómica, el apoyo familiar, la logística y un sinfín de aspectos que afectan a la realidad de cada núcleo familiar.

Tener hijos muy seguidos puede suponer criar a dos bebés a la vez y esto puede ser muy agotador, con la sensación inevitable de no llegar a cubrir las necesidades individuales de cada uno como merecen. Como ventaja, al tener edades similares, crecen juntos y sus procesos madurativos, el juego o sus necesidades van muy a la par.

Esperar tres años o más significa que nuestro primer hijo sea más maduro y autónomo, haya adquirido el control de esfínteres, quizá haya dejado de mamar, se comunique con habilidad, muestre sus emociones y necesidades y haya empezado la escuela. Pero, por otra parte, la diferencia de edad implica diferencias en el juego y en el desarrollo, lo que, a veces, es una dificultad para nuestra vida familiar y social.

Los miedos de la bimaternidad

Estás embarazada del segundo y te preguntas a menudo si podrás, si serás capaz de amarlos por igual, si la logística cuadrará, si te faltarán brazos, si podrás responder a las necesidades de ambos. Y, cuando llega el momento, simplemente puedes. La logística a veces falla y otras fluye. El corazón no se divide, sino que se multiplica. El caos inunda e incluso ahoga en ocasiones, pero en otras la magia sucede y el amor envuelve.

Ser bimadre tiene sus luces y sus sombras. Y cómo no, siempre dudamos de nosotras mismas antes de enfrentarnos a ello. Siempre tan duras y exigentes... Anticipamos, pensamos, planificamos, pero no hace falta ir tan lejos. Lo mejor es vivir cada instante, el día a día. Y podemos, claro que sí. Unas veces mejor, otras peor. Pero, como siempre, lo hacemos tan bien como podemos y sabemos, con las circunstancias y el apoyo que cada una tenemos. Con el corazón y la intuición en la mano.

El más pequeño acaparará tu atención gran parte del día, pero también encontrarás momentos y espacios para el mayor. Rutinas que se quedarán para recordarte que, aunque tu atención está un poco más dispersa, sigues allí en cuerpo y alma. Y así, entre el amor, la confianza, el respeto y la voluntad, pasan los días entre dos preciosidades que llenan tu vida de caos, magia y diversión. Cuando el día acaba, estás agotada y los niños ya se han dormido; los miras, admirada, y te derrites un poco por dentro. Cierras los ojos mientras respiras su dulce olor y se dibuja una sonrisa de nuevo en tu cara. Así es la maternidad, tan intensa, bella, contradictoria y mágica a la vez.

Mi recomendación ha sido siempre esta: escucha tu intuición y tu cuerpo. Cuando llega el momento, si es que llega, aparece el instinto y la necesidad de buscar otra criatura. No recomiendo forzar situaciones por factores o presiones externas, ya que, al final, el embarazo y el parto son procesos que vivimos nosotras, con sus luces y sus sombras y las inevitables huellas físicas y emocionales que nos dejan.

Buscar un hermano es una decisión importante que depende de los adultos, nunca de los niños, e implica sentimientos de mucha ambivalencia.

Tomes la decisión que tomes, ampliar la familia o no, estará bien. Lo importante es que lo hagamos siempre con ilusión, deseo y amor.

LA EXPERIENCIA DE MARIETA

Marieta tiene una hija de veinte meses. Hace una semana que no le viene la menstruación, y ella y su pareja deciden que se haga un test de embarazo. Sorprendentemente, sale positivo y Marieta se pone a llorar al instante. «Madre mía, ¿cómo es posible si solamente tuvimos relaciones sexuales una vez y con preservativo?», se pregunta. Su pareja la abraza y le da un beso, pero ella no se siente mejor, no está preparada aún.

Le aterroriza solo pensar en dos bebés. La niña ni siquiera ha cumplido los dos años, aún mama, duerme con ellos, va con pañal... ¡Si es un bebé! Y la necesita tanto aún... Piensa en otra criatura, en la demanda, en su cuerpo, en no poder dividirse en dos. Le da miedo perder la relación tan preciosa que ha creado con su pequeña, siente pánico no poder abarcar la magnitud de tener dos criaturas.

Marieta habla con su pareja de sus miedos.

—No sé si puedo —le confiesa en voz baja—, por un lado me hace ilusión, pero por el otro no me siento preparada.

—Decidas lo que decidas estará bien, te apoyo incondicionalmente.

Al día siguiente Marieta llama a su matrona de confianza, que ya la acompañó en su primer embarazo, parto y puerperio. La matrona la felicita, pero esta enseguida nota que a Marieta le tiembla la voz. Comparte sus miedos con la matrona, que le explica los pros y los contras de todas sus opciones. Le dice que haga lo que haga estará bien, que lo piense desde la calma.

Pasan los días y Marieta sigue con los miedos, pero algo empieza a crecer en su interior, un amor que no sabe cómo explicar y que le asusta perder. En realidad, quiere tener ese bebé, ya forma parte de su vida. Esto no quita para que ahora mismo todo le parezca abrumador y la incertidumbre la asuste. Le ha costado asumir el embarazo porque no estaba planificado, pero siente que ya es su bebé.

A los pocos días deciden compartir la noticia con su hija, aunque probablemente no entienda muy bien qué es esto de tener un hermano; le compran un cuento para que le sea más fácil imaginárselo.

Los meses van pasando, la barriga de Marieta crece y, a pesar de que los miedos continúan, sobre todo porque no puede soportar la idea de que su hija sufra o se sienta desplazada, parece que todo es como tenía que ser y la aventura está siendo maravillosa.

Esperan con ilusión al pequeño. Además, su hija no se ha destetado durante el embarazo ni parece que lo vaya a hacer. Algún día es duro para Marieta porque siente dolor y agitación, pero le encantaría poder hacer tándem con sus dos pequeños.

Llega el día del parto, y la pequeña mama con intensidad entre las contracciones. La teta le da la seguridad y la tranquilidad que necesita ante todo lo que está sucediendo. Aparece la matrona y en tiempo récord nace el bebé.

Marieta llora de emoción. Tiene por fin a sus dos pequeñas criaturas, una en cada pecho. Qué aventura le espera, pero, sin duda, tiene ganas de vivirla.

22

Mis propias maternidades

Ser matrona y haber acompañado a tantas familias en la intimidad de su hogar me ha otorgado el privilegio de aprender de cada una de ellas y de sus crianzas. No menos importante es que mi vida personal y familiar ha desempeñado un papel determinante en la madre que soy. Todas las mujeres de mi familia han sido ejemplo y me han enseñado a maternar, especialmente mi madre y mi abuela.

He crecido en una familia tribu, de esas pocas que aún comparten sus crianzas entre primas, tías y abuelas. Mi abuela, la matriarca, tuvo cuatro hijas, que, cuando se hicieron mayores, crearon su propio hogar justo al lado de su casa. Cada familia en su domicilio, pero todos conectados a través del jardín comunitario.

Yo fui la primera nieta, amada, deseada y muy cuidada por cada una de las mujeres de la tribu. Después vinieron mi hermano y mis ocho primos, a los que vi crecer como si fueran también mis hermanos. Fue un placer ver y gozar de crianzas ajenas y lactancias desde bien pequeña. Pude cuidar a mis primos y maternarlos yo también. Me apasionaba ver cómo mis tías les daban de mamar o les preparaban ricas comidas que yo también devoraba. Recuerdo las rutinas de baño de cada noche en las que yo ayudaba o los paseos para que durmieran la siesta en mis brazos.

Conozco casi todos los detalles de los partos y las crianzas de la familia. Desde bien pequeña tenía muy claro que quería ser matrona, siempre me ha apasionado la historia de maternidad de cada mujer que me ha rodeado. Preguntaba y escuchaba los pormenores y las experiencias de cada una de ellas, y me fascinaban tantas diferencias entre generaciones.

Cuando empecé a acompañar a mujeres y familias como matrona, en Londres o en Barcelona, me di cuenta de que hoy en día las mujeres transitaban en soledad la maternidad. Había dudas, miedos, incertidumbres, desconocimiento... Deseaban ansiosas mi visita para poder compartir con alguien si lo que sentían o vivían era normal.

Todas ellas únicamente necesitaban una cosa: la tribu al lado, otras mujeres que pudieran acompañar y sostener el dolor, la tristeza, la ambivalencia de lo que estaban viviendo desde la empatía y la sororidad. Espacios seguros y libres de juicio. Mujeres al lado de mujeres.

Esto ocurría en los grupos posparto que ofrecíamos en Barcelona, grupos a los que asistían mujeres con bebés de todas las edades para charlar, compartir y llorar. Era un espacio en el que se les brindaba apoyo y sostén, un espacio que antiguamente ya ofrecían las propias familias cuando vivían en tribu, como en la que yo tuve el privilegio de crecer.

Así que mi experiencia personal y el acompañamiento de todas y cada una de estas mujeres me enseñaron a ser la madre que he sido y soy.

Aterricé en mi propia maternidad con Bru, que nació hace seis años en un precioso parto en casa y en el agua. Me rodeé de mujeres, matronas y compañeras que yo misma había elegido. Mujeres medicina que han sido también mis grandes maestras con sus consejos de crianza.

Cuando nació Bru residíamos en Barcelona, lejos de mi tribu familiar. Vivía en un piso con mi pareja, como las madres a las que había acompañado siendo matrona. Experimenté la maternidad más sola de lo que me hubiera gustado, ya que mi pareja y mis padres trabajaban. Los fines de semana venían a visitarnos y eran luz para mí. Sin embargo, en el día a día estaba sola con mi bebé. Esta situación tenía sus ventajas y sus inconvenientes. Por un lado, la soledad y la sensación de no llegar a nada con un bebé que depende de ti a tiempo completo. Por el otro, la paz y el poder entregarme en cuerpo y alma a la crianza sin miradas ajenas.

Tuve que buscar mi tribu para sobrevivir a esa maravillosa locura, pues el posparto en solitario es una situación de riesgo muy grande para las madres. Compartir con otras mujeres que maternaban como yo fue salvador y un suspiro de aire fresco. Tener a mi amiga Anna, que vivía al lado de mi casa y tenía un bebé cinco meses mayor que Bru, resultó inspirador. Compartir la crianza con ella fue el mejor regalo y aprendizaje.

En un principio, pedí una excedencia de un año, aunque mis compañeras matronas ya me habían advertido de que no volvería en un año. Ilusa de mí, pensaba que sí, hasta que le tuve en brazos. Los meses pasaban y yo no podía imaginar el momento de separarme de esa pequeña criatura vulnerable y dependiente de mi cuerpo. Así que lo que tenía que ser una excedencia de un año luego se extendió a dos y acabó en un despido por mi parte.

No fue fácil, pues pasé a depender económicamente de mi pareja y mis padres, pero tuve el privilegio de poder elegir, aunque esto implicara renuncias. En mi mente tenía grabado el lema «Mi trabajo espera, mi hijo no». Era tan grande el instinto salvaje que sentía para proteger a mi cría que era capaz de renunciar a cualquier cosa con tal de no forzar la separación.

Fueron las siestas del posparto con él en brazos las que me inspiraron para empezar a compartir lo que me estaba pasando con otras mujeres. Mi propia maternidad me estaba ayudando a transformarme y a enriquecerme, a renovarme y a buscar otra forma de ejercer mi amada profesión sin tener que renunciar a los cuidados de mi bebé. Comencé a escribir en esos ratos de brazos y cuerpo infinito en los que tienes a una criatura encima y no te permite hacer nada más que mirar el móvil o leer un libro. Y en ese momento inicié la divulgación en el blog y en redes sociales.

Compartir mi maternidad y mis propios conocimientos con otras mujeres que también estaban maternando solas era una forma de conectarnos entre todas y de sentirnos acompañadas. Necesitaba que la información llegara lejos, hasta todas aquellas que estaban adentrándose en este maravilloso mundo. Información accesible y gratuita para todas, para que estar informadas y acompañadas no tuviera que ser un privilegio solo de algunas.

Me hice autónoma y comenzaron los compromisos laborales, reuniones, docencias... Bru venía a todas partes conmigo, jamás nos separamos. Incluso asistió a reuniones políticas o presentaciones públicas y siempre fue bienvenido. Si se trataba de dar clases, mi pareja, que también es autónomo, no iba a trabajar para poder acompañarnos, u organizaba los cursos de preparación a la maternidad y las consultas durante los fines de semana que él libraba. Solían quedarse fuera y, en caso de necesitar teta Bru, me lo acercaba. A veces esto también lo hacía mi madre. Y entre malabares y gracias al esfuerzo de unos y otros, conseguí priorizar lo importante en ese momento para nosotros.

Siempre intenté respetar todas las necesidades de Bru,

acompañar su movimiento, la introducción a la alimentación complementaria, su desarrollo físico y cerebral o sus necesidades sociales desde el amor más puro. Jamás forcé aprendizajes. Nunca escuché opiniones ajenas, dejé que fuéramos solo nosotros quienes marcáramos los ritmos, sin obligaciones ni imposiciones externas. Solo amor, respeto y conexión. Ni mucho menos fui una madre perfecta, pero me permití ser la madre que deseaba ser para mi hijo. Y además tuve el privilegio de tener el apoyo incondicional de mi pareja y mi familia.

Bru estuvo conmigo hasta los cuatro años porque cuando le tocaba empezar la escuela aún no había cumplido los tres y, aunque era lo que socialmente tocaba, no estaba preparado todavía. A pesar de que el sistema presionaba para que siguiera la corriente y el camino preestablecido, decidí que sus necesidades iban por delante. Estaba tranquila porque la escolarización en España no es obligatoria hasta los seis años.

Bru ha sido mi gran maestro, me ha enseñado en todo momento que lo único que prevalece es el amor y el respeto. Y que, si eres capaz de acompañar las necesidades de las criaturas sin interferir en su desarrollo, poco a poco, ellas solas lo consiguen y se convierten en niños felices y autónomos, niños libres que son capaces de amar y de respetar a los demás.

Cuando Bru se destetó, un proceso paulatino que marcó él, entre los tres y los cuatro años, sentí la necesidad de buscar otro embarazo, un hermano para él. Y llegó Guim. Nació en otro parto en casa, precioso y en el agua. Bru no estuvo presente porque fue todo muy rápido y estaba jugando con sus primos, pero nada más nacer entró por la puerta a conocer a su hermanito.

El posparto y la crianza de Guim fueron muy diferentes, él contó con la tribu. Ya no vivíamos en Barcelona, sino en el pueblo donde reside mi familia. Guim nació cuando aún no teníamos nuestra nueva casa finalizada, así que estábamos instalados en casa de mis padres. Pude pasar un puerperio de ensueño, recogida y cuidada por mi madre. Recuerdo la cuarentena tumbada en el sofá, simplemente maternando. Bru estuvo sostenido y atendido por su padre y sus abuelos, atendido en todas sus necesidades mientras yo podía entregarme a las del recién nacido en cuerpo y alma.

Criar en tribu, sin duda, ha sido más fácil. A veces siento que Guim no ha tenido la entrega y la presencia que tuvo Bru de mí, pero ha gozado de otros privilegios que implica crecer en familia.

Cuando los miro a los dos se me derrite el alma. Son tan bellos y mágicos... Tan diferentes. Se quieren, se acompañan, juegan y también se pelean, y aprenden a compartir o a relacionarse.

Mis maternidades han sido pura revolución en todos los aspectos de mi vida. Ha habido muchas renuncias, pero he ganado infinitamente mucho más. He intentado conciliar mi amada profesión y la crianza de mis hijos lo mejor que he podido y he sabido, muchas veces a costa de mí misma. Sin embargo, no hay arrepentimiento en mis decisiones, solo agradecimiento y tranquilidad por haber sido capaz de hacer en todo momento lo que el corazón me dictaba. Habré cometido errores, como todas, pero de eso trata la maternidad, de aprender, de caerse, de enriquecerse y de crecer.

Ser madre me ha acercado más que nunca a otras madres, me ha demostrado el poder que tenemos juntas y me ha enseñado que el amor y la sororidad son el único camino.

Espero que este libro te haya acercado a la experiencia de otras madres y te haya proporcionado el conocimiento para poder criar a tus hijos desde la información, el respeto y la libertad. Sobre todo, deseo que te haya dado fuerza para escuchar dentro de ti y priorizar vuestras necesidades por encima de todo el ruido externo. Porque la crianza consciente es, precisamente, criar escuchando el corazón.

Por favor, recuerda siempre que las respuestas nunca se encuentran fuera, sino dentro. Este es, al final de todo, el mensaje más potente que nos enseña la maternidad.

Otros libros de la autora

LAIA CASADEVALL

Guía para un embarazo consciente

Todo lo que necesitas saber para tomar las riendas de tu embarazo y del parto

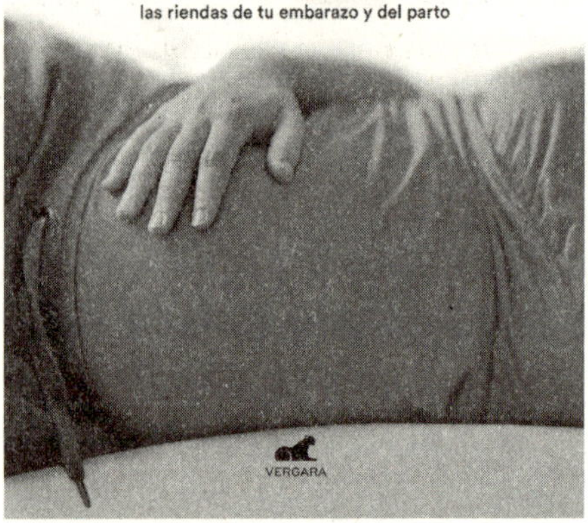

EL LIBRO QUE REIVINDICA UNA MATERNIDAD INFORMADA Y EL DERECHO A DECIDIR DE LA MUJER EMBARAZADA.

Cada vez son más las mujeres que buscan un cambio en la atención que reciben durante el embarazo y el parto. Este libro es un manual de información y divulgación en torno al embarazo, el parto y el puerperio en nuestro contexto actual. Una herramienta en la que encontrarás información veraz, objetiva y científica sobre todo este proceso vital, y que te ayudará a tomar el control y el protagonismo de tu embarazo con tus propias decisiones.

«Aunque la mayoría de las mujeres deberían poder alcanzar el final de la gestación con la consideración de embarazo normal, la realidad es que pocas de ellas llegan a término sin haber pasado por demasiadas pruebas o intervenciones [...]. Un proceso que suele experimentarse como una carrera de obstáculos y que a menudo las mujeres viven con ansiedad e incertidumbre, cuando debería ser vivido desde la información y la confianza».

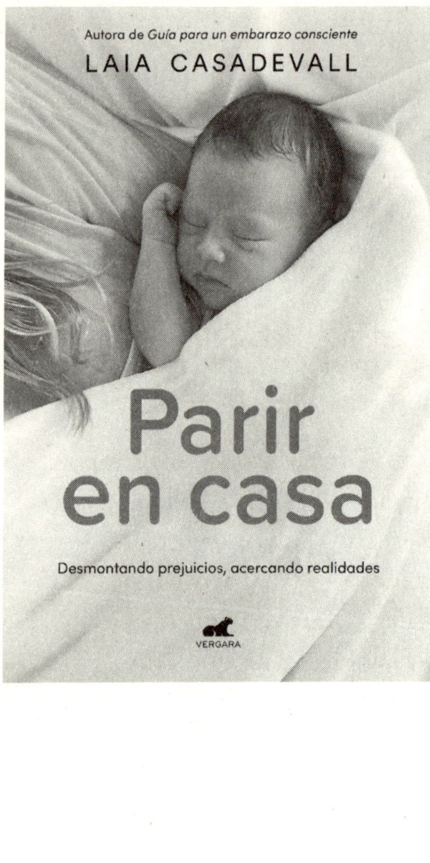
Autora de *Guía para un embarazo consciente*
LAIA CASADEVALL
Parir
en casa
Desmontando prejuicios, acercando realidades
VERGARA

Tras la publicación de *Guía para un embarazo* consciente, Laia Casadevall nos ofrece este libro en el que hace acopio de su saber y experiencia sobre los aspectos fundamentales que rodean el parto en casa, con el objetivo de trasladarnos toda la información necesaria para tomar una decisión tan vital y hacer posible así una maternidad segura e informada.

«Este libro pretende acercarte a la realidad actual del parto en casa en nuestro contexto. Huir de prejuicios y mitos. Mostrarte cómo hemos llegado hasta aquí y en qué consiste realmente parir en casa.

El parto domiciliario es una opción minoritaria, pero que el sistema sanitario debería contemplar al tratarse de un derecho. A pesar de los esfuerzos de las instituciones sanitarias de humanizar cada vez más el parto y el nacimiento, de intentar desmedicalizar el proceso y eliminar intervenciones innecesarias, siempre ha habido y habrá mujeres que elegirán el parto en casa como su primera opción.

Porque, al final, no se trata solo de evidencia científica o recomendaciones, sino de deseos y sensación de seguridad. Cada mujer debería parir en el entorno donde ella se sienta más segura».